W0318460

Gesundheitswissenschaften

Gustav Breitkreuz

Wie kann ich mich von Stress, Depression und Burnout befreien?

Alle drei Themenbereiche in einem Buch

Shaker Verlag
Aachen 2019

Bibliografische Information der Deutschen Nationalbibliothek
Die Deutsche Nationalbibliothek verzeichnet diese Publikation in der Deutschen Nationalbibliografie; detaillierte bibliografische Daten sind im Internet über http://dnb.d-nb.de abrufbar.

Copyright Shaker Verlag 2019
Alle Rechte, auch das des auszugsweisen Nachdruckes, der auszugsweisen oder vollständigen Wiedergabe, der Speicherung in Datenverarbeitungsanlagen und der Übersetzung, vorbehalten.

Printed in Germany.

ISBN 978-3-8440-6506-0
ISSN 1866-3060

Shaker Verlag GmbH • Postfach 101818 • 52018 Aachen
Telefon: 02407 / 95 96 - 0 • Telefax: 02407 / 95 96 - 9
Internet: www.shaker.de • E-Mail: info@shaker.de

Das vorliegende Buch informiert neben der Entstehung, Ursachen, Behandlungsmöglichkeiten, Vorbeugung und Heilungschancen ausführlich über alle Themenbereiche der Stress-, Depression- und Burnout-Erkrankungen und was man dagegen tun kann, um sich zu befreien.

Vom Einstieg der Entstehung bis zur möglichen Heilung sind alle wichtigen Phasen der Entwicklung der drei Themenbereiche dargestellt, praxisnah erläutert und auf Verhaltensweisen aufmerksam gemacht. Im Mittelpunkt dabei stand die Beantwortung folgender Fragestellungen:

- Welche Ursachen und Risikofaktoren kennzeichnen Stress, Depression und Burnout?
- Welche Symptome charakterisieren sie?
- Welche Bedeutung hat die Diagnose für die Behandlung?
- Welche Chancen hat die Heilung der Therapie?
- Welchen Einfluss hat die Prävention auf die Heilung der Stress-, Depression und Burnoutkrankheit?

Danach wird auf die möglichen Folgeschäden eingegangen, wie z. B. Kreislauferkrankungen, Bluthochdruck, Herzrhytmusstörungen oder Herzinfarkt, Immunschwäche, permanente Angstzustände, emotionale Erschöpfung, Frustration, chronische Kopfschmerzen, Rückenschmerzen, Schlafstörungen.

Auf die Frage: „Ist Stress, Depression, Burnout heilbar?“ wird an mehreren Beispielen die Heilbarkeit bestätigt.

Das Buch richtet sich an alle, die an Stress-, Depression- oder Burnouterkrankungen leiden, an Ärzte, Physio- und Psychotherapeuten, an Krankenhausleitungen, an Personalmanager und nicht zuletzt an Studenten von Hochschulen.

Der Autor wünscht Ihnen viel Erfolg und Willensstärke bei der Umsetzung der Heilbarkeit.

Autor

Prof. Dr. Gustav Breitkreuz ist Hochschuldozent für Betriebswirtschaftslehre und der Gesundheitswissenschaften, sowie Buchautor von über 34 Fachbüchern (darunter mehrere Bestseller) zu verschiedenen Themen der BWL und des Dienstleistungsmanagements im Gesundheitswesen der Gesundheitswissenschaften.

Gliederung des Buches

Inhalt

1. Themenbereich Stress

Was ist Stress?

Der Begriff Stress leitet sich vom lateinischen Verb „stringere“ ab und bedeutet wörtlich übersetzt „zusammendrücken“ oder „zusammenziehen“. Damit versteht man im Allgemeinen eine durch bestimmte Situationen oder Anforderungen ausgelöste körperliche und seelische Reaktion, die mit der Ausschüttung von sogenannten Stresshormonen einhergeht. Im konkreten übersetzt meinen wir das Hetzen von Termin zu Termin, Konflikte mit anderen Menschen, emotionale Belastungen, extreme körperliche Anstrengungen etc.

Fazit: unsere Körperreaktion ist nicht mehr der eigentlichen Situation angepasst und die Ausweglosigkeit ist sozusagen programmiert.

Es gibt nur drei Möglichkeiten, um aus dieser Situation herauszukommen:

1. ausreichende körperliche Bewegung und Sport zum Abbau des Stressdrucks,
2. Erholungsphasen, um Kräfte zu sammeln und Mut zu holen, um dem Stress entgegenzuwirken,
3. praktizieren von Entspannungstechniken und Ziele setzen zur gezielten Erholung.

2. Welcher Unterschied besteht zwischen einem positiven, negativen und chronischen Stress?

Der **„positive“ Stress**, der **Eustress**, kann eine positiv wirkende Kraft im Leben sein. Der Pionier der Stressforschung, Hans Selye, sagte: „Stress ist die Würze des Lebens“. Die Vorsilbe „Eu“ kommt aus dem Griechischen und bedeutet „gut“. Voraussetzung von positivem Stress ist allerdings, dass es sich wirklich nur um vorübergehende Belastungen handelt, nach denen das Hormonsystem wieder heruntergefahren wird und zur Ruhe kommen kann. Auf den Energieaufbau muss eine Entladung folgen: „Gefahr vorbei, alles klar“ ist das Signal, auf das der Körper wartet. Er fordert Sie auf, aber sie wissen, wie Sie die Situation bewältigen können:

- Sie sind motiviert und leistungsfähig und können zusätzliche Kräfte aktivieren,

- Sie sind entspannt und gelassen,
- Sie sind optimistisch, glücklich und stark.

Der „**negative**" **Stress** wird auch als **Disstress** bezeichnet. „Dis" ist eine lateinische Vorsilbe und steht für „schlecht". Er ist mit all seinen negativen körperlichen, geistigen und seelischen Folgen für den Betroffenen über einen längeren Zeitraum derart belastend, dass er schließlich zu einem Burnout führen kann.

Beim negativen Stress kann man die Anforderungen und Belastungen nicht mehr zur eigenen Zufriedenheit meistern. Die Folge: Man fühlt sich überbeansprucht und aufgezehrt. Typische Beispiele sind Dauererreichbarkeit durch die Digitalisierung, Doppelbelastung durch Kind und Beruf sowie Zukunftsängste durch unsichere Arbeitsverhältnisse.

Typische Merkmale des negativen Stresses sind:

- Sie neigen zu langfristigen, wiederkehrenden Überlastungen,
- Sie sind überfordert, weil Sie sich hilflos und handlungsunfähig fühlen.
- Sie sind gehemmt und blockiert, Probleme können Sie nicht mehr rational lösen.
- Ihnen fehlen Entspannungsphasen,
- Sie sind ständig ängstlich, gereizt und erschöpft.

Die Grenzen zwischen Eustress und Disstress sind fließend. Das bedeutet, eine positive Herausforderung kann sich sehr schnell in negativen Stress umwandeln. Hält eine anfänglich motivierend empfundene Stresssituation zum Beispiel lange an, kann sie plötzlich als Disstress wahrgenommen werden.

Allgemein gilt: Ob man Stressfaktoren als Eustress oder Disstress auffasst, ist individuell sehr unterschiedlich. Es gibt Personen, die von Natur aus belastbarer sind als andere. Trotzdem kann jeder seinen Stress abbauen und lernen gelassener mit stressigen Situationen umzugehen. Systematische Entspannungsmethoden wie zum Beispiel Autogenes Training können dabei helfen, Disstress gezielt vorzubeugen.

Stress vermeiden und Stress bewältigen – wie vermeide ich einen negativen Stress?

- Höre auf Deinen Bauch!

Du solltest öfter auf deinen Bauch hören. Wenn sich etwas nicht gut anfühlt, dann lass es. Aus eigener Erfahrung kann ich sagen, dass man Aufgaben, Projekte oder Jobs nicht um jeden Preis annehmen sollte. Kein Geld der Welt ist es wert, seine Gesundheit zu ruinieren.

- Setze Prioritäten!

Es ist nicht immer einfach, Prioritäten zu setzen, aber letztendlich kommst du nicht drum herum. Jeder von uns hat meistens viel zu viel zu tun, viel zu viel private und berufliche Verpflichtungen, als dass wir wirklich in der Lage wären, alles zu schaffen. Wenn wir allerdings entscheiden, was wir tun und nicht tun, was wir erledigen und was wir liegen lassen, dann sind wir Herr der Lage, weil wir selbstbestimmt handeln. Ansonsten haben wir ständig ein schlechtes Gewissen und fühlen uns unzulänglich.

- Sage öfter „Nein“!

Damit wären wir schon beim nächsten Punkt: dem Nein-Sagen. Du musst lernen, „NEIN“ zu sagen. Wenn du dir permanent Aufgaben und Verpflichtungen aufhalsen lässt, wirst du immer unzufriedener und kommst dir ohnmächtig vor. Trau´ dich, auch mal Aufgaben abzulehnen.

- Suche dir einen Job der Spaß macht!

Das sagt sich immer so leicht. Man muss ja nicht gleich den Job wechseln oder sich selbständig machen. Wer weiß, ob es dann wirklich besser würde? Wenn du im Moment Probleme mit deinem Job hast, dann überlege, was du ändern kannst, damit das wieder anders wird. Sprich mit deinem Chef oder deinen Kollegen und auch mit deinen Kunden. Wir sind alle nur Menschen und nichts ist in Stein gemeißelt. Viele Arbeitgeber sind demgegenüber aufgeschlossen, und evtl. hat dein Chef gar nichts dagegen, dass du ggf. die Abteilung wechselst, wenn du dort glücklicher bist. Für die Firma ist es in jedem Fall besser, weil ihr dann dein Knowhow erhalten bleibt. Solltest du kündigen, wäre dein Wissen für den Betrieb verloren.

- Versuche, positiv zu denken

Auch das mit dem Positiv-Denken hört sich immer so einfach an. Oft malen wir uns die Zukunft oder die Konsequenzen aus zu treffenden Entscheidungen viel zu schwarz aus. Also mach dir etwas von der kölschen Frohnatur zu eigen und verbringe weniger Zeit mit Grübeln, dafür mehr Zeit mit Handeln.

- Manage dich selbst

Naja, über Selbstmanagement und Selbstorganisation muss ich ja jetzt nicht viel sagen, oder? Stöbere doch einfach bei mir auf dem Blog mal etwas herum.

- Gönne Dir kleine Auszeiten

Das heißt nichts anderes als: Denk´ daran, Pausen zu machen.

- Achte auf gesunde Ernährung!

Versuch´, bewusst zu essen. Nimm´ dir für das Essen etwas Zeit. Verzichte auf Fastfood und schädliche Genussmittel.

- Pflege soziale Kontakte!

Vergiss neben der Arbeit die sozialen Kontakte nicht. Der Mensch ist ein soziales Wesen und braucht auf Dauer den Austausch. Denke nochmal über deine

- Mache regelmäßig Sport!

Es ist bewiesen, dass der Sport neben Lachen, Yoga und Entspannungsübungen einer der besten Stress-Killer überhaupt ist. Also beweg dich mal wieder.

- Benutze auch mal den Ausschaltknopf!

Notebooks, Smartphones, Fernseher, Radios haben einen Ausschalter … wäre es so schlimm, ihn öfter zu benutzen? Schnapp´ dir lieber mal wieder ein Buch.

- Bediene Dich wirksamer Entspannungstechniken!

Wie schon erwähnt, gibt es neben Sport auch noch Meditation, Yoga, die progressive Muskelentspannung, Wellnessbäder und Massagen u.v.m., die zu deiner Entspannung beitragen können.

Warum leiden manche Menschen unter Stress und andere nicht?

Manche können sehr gut mit stressigen Situationen umgehen, weil sie in ihrer Freizeit gut abschalten und entspannen können. Sie machen sich gemeinhin wenig Gedanken über Dinge, die passieren könnten, leben im Einklang mit sich selbst, haben ein gutes Gefühl für die eigene Gesundheit und strahlen deshalb Ruhe und Zufriedenheit aus. Situationen, die andere als stressig empfinden, nehmen sie als willkommene Herausforderungen an, die es zu meistern gilt.

Leider sind solche Menschen heute eher in der Minderheit. Viele unter uns reagieren dagegen empfindlich auf Stress. Wie Forschungsergebnisse zeigen, werden die Grundlagen dafür bereits im Mutterleib programmiert. So weiß man z.

B., dass ein eher geringes Geburtsgewicht mit einer größeren Anfälligkeit für stressbedingte Erkrankungen einhergeht. Ist die Mutter während der Schwangerschaft stark gestresst, scheint dies ebenfalls die Entstehung seelischer Probleme zu begünstigen.

Weitere Grundsteine werden durch die Erziehung gelegt und dadurch, wie unsere Vorbilder, beispielsweise Eltern und Spielkameraden, mit Stressoren und psychischen Belastungen umgehen.

Neben den bereits erläuterten positiven und negativen Stressformen kommt eine Stressform dazu, die ebenfalls für die Praxis von Bedeutung ist, nämlich der psychische Stress. Als psychischer Prozess werden eine Reihe von Reaktionen psychischer Art bezeichnet, die durch akute Bedrohungen, negativer Ereignisse oder besonderer Belastungen ausgelöst werden. Stressoren bewirken die Ausschüttung von Hormonen und Neurotransmittel zur Aktivierung und Mobilisierung, die z. B. bei chronischem Stress auch krankheitsauslösende Wirkung entfalten können.

Als krankmachende Auslöser durch Stress können folgende Reaktionsbereiche genannt werden:

Körperlicher Bereich: Stress kann ernsthafte körperliche Erkrankungen auslösen. Typische Beispiele für körperliche Erkrankungen durch Stress sind:

- Herz-Kreislauferkrankungen wie Bluthochdruck, Herzrhythmusstörungen oder Herzinfarkt
- Magen- und Darmprobleme wie Magenschleimhautentzündungen, Magengeschwüre oder Zwölffingerdarmgeschwüre
- Verdauungsbeschwerden wie Durchfall, Sodbrennen, Übelkeit und Erbrechen
- erhöhte Infektanfälligkeit durch ein geschwächtes Immunsystem (Abwehrschwäche)
- Schlafstörungen
- Kopfschmerzen wie Migräne und Spannungskopfschmerzen
- Viruserkrankungen wie Lippenherpes und Gürtelrose
- Hauterkrankungen wie Neurodermitis und Psoriasis sowie Allergien oder Asthma können durch Stress verstärkt werden.

- Auch bisher nicht diagnostizierte (aber vorhandene) Stoffwechselstörungen wie Diabetes oder Schilddrüsenüberfunktion können durch Stress erstmals Symptome verursachen.

Stress schadet auch der Seele. Beispiele für psychische Erkrankungen durch Stress oder durch Stress begünstigte Erkrankungen sind:

- Burnout
- Angst und Angststörungen
- Tinnitus
- Depressionen
- Nervosität, Unruhe
- Konzentrationsstörungen
- ADS und ADHS.

Der „chronische" Stress: Auswirkungen auf Körper und Psyche

Die körperlichen und seelischen Folgen von chronischem Stress

Welche Auswirkungen hat chronischer Stress auf Körper und Psyche?

Chronischer Stress ist in der modernen Gesellschaft der westlichen Industrienationen ein weitverbreitetes Phänomen, das viele Menschen als unvermeidbar hinnehmen. Bei ersten Anzeichen sollten jedoch umgehend Gegenmaßnahmen gesetzt werden, denn Dauerstress wird für eine Reihe unterschiedlicher physischer und psychischer Erkrankungen verantwortlich gemacht, die die Gesundheit ernsthaft gefährden können und die Lebensqualität erheblich beeinträchtigen. Die ununterbrochene seelische oder körperliche Überforderung eines Menschen führt nämlich in den meisten Fällen zu einem gestörten Hormonhaushalt, der schwere Depressionen ebenso nach sich ziehen kann wie Herzinfarkt, Krebs oder Schlaganfall.

Was ist Chronischer Stress?

Stress ist ein Teil des alltäglichen Lebens und bis zu einem gewissen Grad hilfreich, um optimale Leistungen zu erzielen, das Beruf- und Familienleben zu meistern sowie die körperliche und die mentale Aktivität zu steigern. In einer akuten Stresssituation, wie etwa vor einer Prüfung, einem Vorstellungsgespräch oder einer Präsentation werden im Gehirn Stresshormone produziert, die über Hypothalamus und Hirnanhangdrüse sämtliche Organe erreichen. Der Organismus reagiert darauf mit der Bereitstellung von Energiereserven, einer vorübergehenden Aktivierung des Immunsystems und der Ausschüttung verschiedener Hormone wie Adrenalin, Noradrenalin und Cortisol. Zusätzlich steigt der Blutzuckerspiegel kurzfristig an und sorgt für einen vorübergehenden aufputschenden Effekt.

Wenn der Körper hin und wieder akutem Stress ausgesetzt ist, wirkt sich dies auf die Gesundheit durchaus positiv aus. Solche Stresssituationen dauern in der Regel nur wenige Minuten bis Stunden an und sind eine normale Reaktion auf geistige oder körperliche Herausforderungen. Hat der Organismus jedoch zwischen akuten Stresssituationen keine Möglichkeit, sich im Zuge von Entspannungsphasen ausgiebig zu erholen, kommt es zu einer dauerhaften Belastung des Organismus.

Chronischer Stress bedeutet, dass sich der Körper in andauernder Alarmbereitschaft befindet, was sich langfristig negativ auf den Hormonstoffwechsel auswirkt und die Entstehung unterschiedlicher Krankheiten begünstigt. Eine dauerhafte Stressbelastung führt dazu, dass die oben beschriebenen Reaktionen im Körper ununterbrochen ablaufen. Unter der ständigen Einwirkung von Cortisol findet nicht nur eine erhöhte Ausschüttung von Insulin, sondern auch eine Verminderung der Durchblutung aller Organe, eine langfristige Steigerung des Blutdrucks sowie eine Hemmung der zellulären Immunantwort statt. Ein hoher Cortisolspiegel begünstigt darüber hinaus die Tumorbildung und wird daher mit Krebs in Verbindung gebracht.

3. Welche Auslöser von chronischem Stress gibt es?

Chronischer Stress hat viele Ursachen, die sowohl im beruflichen als auch im privaten Umfeld liegen können. Besonders gefährdet sind Menschen, die einem hohen Leistungsdruck im Beruf ausgesetzt sind und diesem durch lange Arbeitszeiten, die oft auch die Freizeit beanspruchen, gerecht zu werden versuchen. Das ständige Gefühl, funktionieren zu müssen, führt dazu, dass sich die Betroffenen keine bewussten Erholungsphasen gönnen und langfristig die Lebensfreude verlieren. Die Patienten versuchen, die psychische Belastung, die sich durch die beruflichen Anforderungen ergibt, mit noch mehr Arbeit und Leistung zu kompensieren. Dadurch entsteht ein Teufelskreis, der nur schwer und durch bewusst gesetzte Maßnahmen durchbrochen werden kann.

Oft leiden unter beruflich bedingtem Dauerstress nicht nur die Gesundheit und das seelische Befinden des Betroffenen, sondern auch dessen private Beziehungen. In vielen Fällen kommt es im Familienleben zu Entfremdung, Trennung und Einsamkeit. Probleme im häuslichen Leben, Scheidungen, Krankheit oder Tod eines Angehörigen können jedoch ihrerseits Dauerstress auslösen. Insbesondere Menschen, die einen Pflegefall in der Familie betreuen müssen oder in von psychischer oder physischer Gewalt geprägten Beziehungen leben, sind einem hohen Risiko ausgesetzt, chronischen Stress zu entwickeln.

Ständige Reizüberflutung durch moderne Medien wie Fernsehen, Internet und Computerspiele führt ebenfalls dazu, dass der Körper nicht abschalten kann und vermehrt Cortisol ausschüttet. Auch körperliche Belastungen wie übertriebene sportliche Betätigung kommen als Auslöser von chronischem Stress infrage. Stoffwechselerkrankungen wie Diabetes mellitus und unbehandelte Entzündungsherde wie chronische virale Infekte oder Parodontitis führen ebenfalls häufig zu ununterbrochenem körperlichem Stress. Da jedoch nicht alle Patienten unter den typischen Anzeichen leiden, gehen Mediziner von einer gewissen genetischen Disposition aus.

Seit einigen Jahren wird eine erhöhte Anfälligkeit auf Stressbelastung bei Menschen diskutiert, die als Säuglinge nach der Geburt von der Mutter getrennt oder nicht gestillt wurden. Das in der Muttermilch enthaltene Leptin dürfte neuesten Forschungen zufolge die Stresstoleranz erhöhen, wodurch gestillte Menschen, die bereits als Säuglinge eine stabile Beziehung zur Mutter erfahren haben, auch im Erwachsenenalter besser mit Stress umgehen können.

Auch viele Jugendliche leiden heute unter dauerhafter Stressbelastung. Häusliche Gewalt, die Trennung der Eltern, hohe schulische Anforderungen, Konflikte mit Mitschülern und das relativ neue Phänomen des Cyber-Mobbings durch soziale Netzwerke sind dafür verantwortlich, dass schon Kinder stressbedingte Symptome und Verhaltensweisen entwickeln.

Die Folgen von chronischem Stress

Um die langfristige psychische Belastung zu kompensieren, greifen viele Betroffene zu Maßnahmen, die der Gesundheit weiter schaden und die seelischen und körperlichen Symptome in den meisten Fällen noch verstärken. *Chronischer Stress* gilt als einer der Hauptfaktoren bei Alkoholismus, Drogen- und Medikamentenmissbrauch sowie starkem Rauchen, sowohl bei Jugendlichen als auch bei Erwachsenen. Viele Betroffene jeder Altersgruppe reagieren auf den Dauerstress mit übermäßigem Konsum von Süßigkeiten und fetten Speisen. Mangel- oder Fehlernährung, Übergewicht, Fettsucht und daraus resultierender Bewegungsmangel sind weitverbreitete Folgen von Dauerstress.

Schlafstörungen, Schlafmangel, Konzentrationsverlust

Beruflich bedingter *chronischer Stress* ist der Hauptauslöser für Schlafstörungen und Schlafmangel, die ihrerseits das Entstehen unterschiedlicher Krankheitsbilder begünstigen. Durch den ständigen Überschuss des Stresshormons Cortisol wird die Ausschüttung von dessen Antagonisten Melatonin und Serotonin negativ beeinträchtigt. Durch den Mangel dieser Hormone werden der Schlaf-Wach-Rhythmus gestört und die Tiefschlafphasen verkürzt, weshalb dauerhaft gestresste Menschen in der Nacht mehrmals aufwachen und dann nur schwer in den Schlaf zurückfinden.

7 goldene Regeln zum richtigen Umgang mit Stress:

Jeder Mensch geht anders mit Stress und mit der Stressbewältigung um. Die einen nutzen Musik zum Entspannen, die anderen bevorzugen Bewegung, wieder andere reden oder schreiben sich den Stress von der Seele. Davon einmal abgesehen gibt es einen allgemeinen Weg, mit dem jeder ans Ziel kommen kann. Die folgenden 7 goldenen Regeln zur positiven Stressbewältigung helfen weiter.

Regel 1: Stressauslöser identifizieren

Nur wenn man weiß, was den Stress auslöst, kann man das Problem an der Wurzel anpacken. Dazu bietet sich das Führen eines Tagebuches an. Die **Tagebucheinträge** sollten sich mehrere Wochen lang damit beschäftigen, wie man sich aufgrund von was fühlt und wie die stressigen Situationen bewältigt werden sollten.

Regel 2: Eine gute Bewältigungsstrategie finden

Hat man erarbeitet, in welche Verhaltensmuster man verfällt, um Stress zu bewältigen, kann man jenes Verhalten in ungesunde und gesunde Reaktionen unterteilen und daran arbeiten, Erstere in Letztere zu verwandeln. **Statt übermäßig zu essen oder Alkohol oder Zigarette**n zu konsumieren, sollte man Alternativen finden, die keinen negativen Einfluss auf den Körper ausüben. Fehlverhalten wird erst erkannt, dann reduziert und verändert oder komplett ersetzt. Es geht darum, die richtigen Bewältigungsstrategien zu finden und dafür Freiraum zu schaffen. Oft reicht es schon aus, einem geliebten Hobby nachzugehen.

Regel 3: Grenzen setzen

Stress lässt sich teilweise minimieren, indem man sich selbst und anderen klare Grenzen setzt. So hilft es beispielsweise, nach der Arbeit oder am Wochenende und im Urlaub das **Mobiltelefon abzuschalten und sich auch aus dem Internet zurückzuziehen**, um etwas Ruhe zu genießen und nicht durch ständige Erreichbarkeit belastet zu werden. Klar definierte Grenzen zwischen dem Berufsleben und dem Privatleben senken den Druck.

Regel 4: Zeit nehmen und neue Energie tanken

Es ist wichtig, dass wir unsere Batterie aufladen, bevor sie komplett entladen ist. Das vermeidet z. B. Burnout und verleiht einen Energieschub für das Meistern all der Herausforderungen. Eine **Auszeit** – und sei sie auch noch so kurz – ist hierfür unerlässlich.

Regel 5: Entspannen will gelernt sein

Nicht jeder von uns schafft es automatisch, sich voll zu entspannen. Der erste Schritt dorthin: Einfach zwischendurch einige Minuten Zeit nehmen und tief durchatmen, sich der Stille und des eigenen Körpers bewusst werden und die **Gedanken loslassen**. Meditation kann helfen. Auch das Konzentrieren auf die jeweilige Tätigkeit schafft Achtsamkeit und hilft später beim Entspannen. Wer isst, der sollte nur essen und nicht nebenher fernsehen oder chatten oder an einem Problem bei der Arbeit herumknobeln.

Regel 6: Kommunizieren

Es ist von Vorteil, wenn man das Gespräch mit demjenigen sucht, der den Stress verursacht. Oft ist das der Vorgesetzte bei der Arbeit. Ist man überwältigt, sollte man dies mitteilen und gemeinsam eine Lösung erarbeiten. Ist der Partner der Stressor, **hilft Kommunikation** ebenfalls. Es geht nicht darum, sich zu beschweren, sondern darum, die Lage zu entschärfen und eine bessere Vorgehensweise zu ermitteln.

Regel 7: Hilfe suchen

Geteiltes Leid ist halbes Leid. So manch einem fällt eine Last von der Schulter, wenn er sich einem Freund oder Familienmitglied anvertraut. Auch Gruppen (offline) und Foren (online) sowie **Stressmanagement-Ressourcen** aus der Literatur schaffen einen kleinen Lichtblick. Der Gang zum Psychologen mag ebenfalls hilfreich sein.

4. Wie entsteht Stress?

Bei der Entstehung von Stress sind verschiedene Faktoren beteiligt: Zum einen ist es die äußere Situation sowie deren personenbezogene Einflüsse und Anforderungen (eintreffende Reize wie Klänge, Gerüche usw.). Auf der anderen Seite sind es intrapersonelle Faktoren wie beispielsweise Bedürfnisse, Erwartungen, verfügbare Ressourcen und Handlungsmöglichkeiten.

Ziel ist es eintreffende Reize zu verarbeiten, Anforderungen zu bewältigen und Bedürfnisse zu befriedigen. Stress entsteht dann, wenn nicht genug Ressourcen oder Handlungsmöglichkeiten vorhanden sind, um dieses Ziel zu erreichen.

Wenn demnach in einer Situation alle Ressourcen bereits ausgeschöpft, zusätzlich jedoch ein neuer Reiz (oder Bedürfnis/Anforderung) hinzukommt, so löst dieser Reiz eine Stressreaktion aus, wird also zum Stressor.

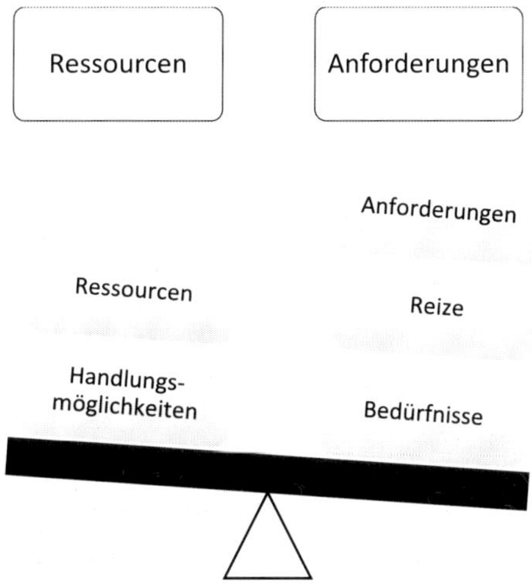

Welche Ressourcen sind Mittel zur Bewältigung von Alltagssituationen. Sie können in:

- personale Ressourcen: Psychische und körperliche Gesundheit; Fähigkeiten kognitiven Bereich; Persönlichkeitsfaktoren wie Motivation usw.
- soziale Ressourcen: Unterstützung durch Freunde, Familie und Kollegen; sozioökonomischer Status usw.

unterteilt werden.

Welche Anforderungen sind die täglich zu bewältigenden Aufgaben und können in:

- externe Anforderungen: Aufgabenstellung in Beruf oder Studium, die Notwendigkeit Geld zu verdienen, Hausarbeit o.ä.
- interne Anforderungen: Der Anspruch an sich selbst, z.B. Genauigkeit, Schnelligkeit usw.

unterteilt werden.

Welche Handlungsmöglichkeiten bestimmen, ob verschiedene Alternativen gewählt werden können, um ein Problem zu lösen. Je mehr Handlungsmöglichkeiten bestehen, desto größer ist die Wahrscheinlichkeit, dass eine unangenehme Situation bewältigt werden kann.

Welche Arten von Bedürfnissen unterscheidet man?

Bezüglich der Bedürfnisse differenziert man Grundbedürfnisse (Nahrung, Gesundheit, Wohnung), die es dauernd zu befriedigen gilt und situationsbedingte Bedürfnisse (z.B. eine Aufgabe besonders gut zu erledigen).

Welche Stressoren haben Einfluss auf den Körper?

Stressoren sind Einflüsse auf einen Organismus (Anforderungen, Bedürfnisse, Reize), die eine psychische und physische Stressreaktion auslösen, weil sie die Ressourcen und Handlungsmöglichkeiten übersteigen.

Die Stressoren werden z.B. unterteilt in:

- Chemische Stressoren: Gift, Drogen
- Physische Stressoren: Hitze/Kälte, Lärm, Gestank, Hunger, Krankheit, Schlafstörungen, Übelkeit, Schwitzen, Atmungsbeklemmungen,
- Psychische Stressoren: Angst, Über- und Unterforderung, Konzentrationsschwäche, Aggressivität, Alpträume,
- Soziale Stressoren: Konflikte, Verlust von Nahestehenden, Isolation.

5. Wie lässt sich Stress vorbeugen?

Stress erkennen und vermeiden, um Folgebeschwerden zu verhindern, ist Ziel und Anliegen einer Vorbeugung. Nicht selten entwickeln Menschen durch ständige Stressbelastung psychische und körperliche Beschwerden. Um diese zu vermeiden, sollte frühzeitig gegengesteuert werden. Es gilt die übermäßige Stressbelastung rechtzeitig zu erkennen und entsprechende Maßnahmen zur Stressvermeidung einzuleiten.

Ein kurzzeitiger Stress ist normal und nicht gesundheitsgefährdend. Er gehört zum Arbeitsleben, so z. B. bei einem Bewerbungsgespräch. Er ist sogar vorteilhaft, wenn er zum Ende des Bewerbungsgesprächs die Aussage für eine Einstellung im Unternehmen enthält. Wird die Belastung zu groß und die gestellten Anforderungen können nicht mehr erfüllt werden, dann tritt unwillkürlich ein Dauerstress bzw. chronischer Stress ein.

Folgen wir dem Sprichwort: „Vorbeugen ist besser als heilen".

Welche Präventions- bzw. Vorbeugungsmaßnahmen können helfen?

Stress ist insgesamt eine Reaktion des Menschen auf eine belastende Lebensweise Wichtig ist dabei nicht die Belastung selbst, sondern die Art, wie der Betroffene damit umgeht Menschen, die im Laufe ihres Lebens keine ausreichenden Strategien zur Stressbewältigung erlernt haben, neigen dazu, mit körperlichen Beschwerden zu reagieren.

Elf Tipps, wie Sie konstruktiv mit Stress umgehen

Damit es gar nicht erst so weit kommt, sollten sich Stressgeplagte zunächst einmal an die eigene Nase fassen und ihre Einstellung überdenken. So sollten Stress-Opfer sich fragen: Muss ich das wirklich alles selber machen? Muss ich alles immer absolut richtig machen? Und muss ich es allen recht machen? Wer gelassen bleibt, kann Stress besser bewältigen.

Falls auch Sie unter Daueranspannung stehen, helfen folgende Tipps beim Abschalten:

- Sport lindert Hektik: Stress setzt Energie im Körper frei, die abgebaut werden will. Gut gegen Stress eignet sich Ausdauersport wie Laufen oder Fahrradfahren. Mannschafts- oder Wettkampfsportarten sind eher kontraproduktiv, denn wenn es um das Gewinnen geht, ist Stress und Druck vorprogrammiert.

- Bewusst entspannen: Atemtechniken, autogenes Training, progressive Muskelentspannung oder Tai-Chi wirken beruhigend und helfen beim

Bewältigen von Stresssituationen. Yoga schon am Morgen lässt einen gelassener in den Tag gehen. Allein auf der heimischen Couch sitzen hilft kaum,.

- Genug Schlaf zum Stressabbau: Für die Regeneration und das Immunsystem ist ausreichend Schlafen sehr wichtig. Dabei gibt es keine festgeschriebene Mindestzahl an Stunden. Manchen Menschen reichen dauerhaft auch sechs Stunden am Tag, andere sind erst nach acht Stunden ausgeschlafen.

- Lachen vertreibt Stress: Wer kräftig lacht, verbessert nachweislich die Sauerstoffversorgung des Gehirns. Außerdem klettert die Produktion der Glückshormone in stattliche Höhen. Gerade der Botenstoff Dopamin wird bei der ansteckenden Gefühlsregung aktiviert. Dopamin und Endorphine sorgen für intensive Wohlgefühle, befreien von angestauten Emotionen und Aggression und verursachen einen regelrechten Glücks-Kick Außerdem setzen die Botenstoffe biochemische Reaktionen in Gang, die das schmerzhemmende System im Gehirn aktivieren.

- Entspannter Sex gegen Stress: Sex kann stressbedingte Blockaden lösen. Scheinbar verliert das Stresshormon Adrenalin seine Wirkung - jedoch nur, wenn der Sex selbst nicht mit Stress verbunden ist. Wer ein entspanntes und ausgefülltes Sexualleben hat, reagiert viel gelassener auf stressige Situationen und hat einen niedrigeren Blutdruck als enthaltsame Menschen

- Tagesablauf strukturieren: Klar festgelegte und realistische Ziele im Alltag sind wichtig, um sich nicht selbst zu überfordern Stress verursacht immer das, was man nicht schafft Denn liegengebliebene Arbeit kann einem zum Beispiel auch im Magen liegen oder aber durch die Anspannung Rückenschmerzen verursachen

- Lasten verteilen heißt weniger Stress: Wenn einem alles über den Kopf wächst, sollte man andere um Hilfe bitten und öfters mal Nein sagen Eine alleinerziehende Mutter kann eventuell Verwandte und Freunde fragen, das Kind häufiger zu übernehmen, um sich selbst eine Auszeit zu gönnen.

Stressbewältigung im Job und Privatleben: Ein gutes Stressmanagement kann helfen, nicht völlig im Stress zu versinken So ist es sinnvoll, Arbeit auf einer Prioritätenliste zu gewichten Beginnen Sie mit dem Notieren Ihrer Aufgaben. Schreiben Sie eine den Dingen, die Sie täglich beziehungsweise wöchentlich erledigen müssen Tun Sie dies sowohl für Ihre beruflichen als privaten Pflichten. Im beruflichen Umfeld hilft eine solche Liste, den Überblick nicht zu verlieren. Im Privatleben können Sie sich durch konsequentes Abarbeiten Ihrer Pflichten mehr Freizeit verschaffen.

- Versuchen Sie emotionale Probleme zu bewältigen und sprechen Sie diese bei beteiligten Personen direkt an.
- Distanzieren Sie sich in Ihrer freien Zeit von der Arbeit und nehmen Sie keine Aufgaben mit nach Hause. Vermeiden Sie Stressfallen im Job!
- Reduzieren Sie familiäre Aufgaben und ehrenamtliches Engagement, wenn Sie privat stark eingespannt sind. Holen Sie sich Hilfe bei der Pflege von Angehörigen oder der Kinderbetreuung.
- Regelmäßige Pausen im Job sind ebenso wichtig wie das Beachten Ihrer persönlichen Leistungsgrenze. Nehmen Sie sich bewusst Auszeiten von ihren privaten Verpflichtungen
- Lernen Sie, im Job, wie auch im Privatem "Nein" zu sagen.
- Besonders gut helfen Sport, Entspannungstechniken und Achtsamkeitsübungen beim Stressabbau.
- Auch eine ausgewogene Ernährung und ein gesunder Schlaf tragen zu einem gesteigerten Wohlbefinden und zur Erholung bei.
- Und das wichtigste: Versuchen Sie, nicht immer perfekt zu sein. Das ist unmöglich, doch der ständige Zwang nach Perfektionismus kann direkt in ein Burnout führen.

Unternehmen tun gut daran, in die Vorbeugung von psychischen Erkrankungen bei ihren Mitarbeitern zu investieren. Das kostet zwar, doch dafür sind motivierte Mitarbeiter auf Dauer produktiver. Welche Maßnahmen können helfen?

Laut DAK hat sich der Anteil psychischer Erkrankungen am Gesamtkrankenstand in den letzten 15 Jahren mehr als verdoppelt. Rund 13 Prozent der Ausfalltage in Betrieben gehen auf das Konto von Depressionen, Burnout und ähnlichen Krankheitsbildern. Das kommt die Unternehmen teuer zu stehen: Die durchschnittliche Krankschreibung aufgrund von psychischen Leiden dauert laut DAK 30 Tage.

Überfordert? Angespannt? Gereizt? Am liebsten vor der ganzen Welt verstecken - besonders vor der Arbeit? Sind Sie burnout-gefährdet? Machen Sie unseren Selbsttest und erfahren Sie, ob Ihre Belastungsgrenze schon überschritten ist.

Betriebsklima, Arbeitskultur und gesunde Arbeitsplätze mögen weiche Faktoren für Betriebswirtschaftler sein - Verbesserungen in diesen Bereichen können jedoch helfen, Burnout und andere psychische Erkrankungen bei den Mitarbeitern zu vermeiden, Ausfallzeiten zu reduzieren und deren Motivation zu erhöhen.

Bei der Burnout-Prävention spielen sowohl äußere Rahmenbedingungen als auch innere Faktoren eine wichtige Rolle. Auf Unternehmensseite geht es darum, krankmachende Strukturen zu erkennen und ihnen entgegenzuwirken. , Arbeitsdruck, eine Rund-um-die-Uhr-Erreichbarkeit oder ineffektive Arbeitsstrukturen in Abteilungen stressen die Mitarbeiter und setzen sie psychisch unter Druck.

Die gesunde Ausgestaltung von Arbeitsplätzen und flexible Arbeitszeitmodelle wie Teilzeit, Sabbaticals oder Home-Office-Arbeit sind Möglichkeiten, den Druck von den Mitarbeitern zu nehmen. Manche Unternehmen verbieten es ihren Angestellten inzwischen sogar, dienstliche E-Mails nach Feierabend zu beantworten oder berufliche Telefonate zu führen.

Individuelle Angebote können Mitarbeiter zusätzlich befähigen, mit nicht vermeidbaren Arbeitsbelastungen und Stress im privaten Umfeld umzugehen. In Zeit- und Stressmanagement-Seminaren lernen Arbeitnehmer, ihre eigenen Strategien zu entwickeln. Sport- und Entspannungs-Kurse sowie gesundes Kantinen-Essen gehören für viele Firmen bereits zum Standard. Beratungen und vertrauliche Notfall-Betreuung auch bei Krisen im privaten Bereich werden inzwischen schon von einzelnen großen Unternehmen für die Mitarbeiter angeboten.

Was Führungskräfte in Sachen Burnout lernen können

Bis aus einer beruflichen Stresssituation Burnout entsteht, ist es ein langer Weg. Viele Faktoren und individuelle Veranlagungen spielen bei dem Prozess eine Rolle. Ein Risikofaktor für Burnout ist jedoch oft die fehlende Anerkennung der eigenen beruflichen Leistungen. Deshalb steht und fällt die Burnout-Prävention im Unternehmen mit den Führungskräften. In spezielles Coaching können sie lernen, sich mit ihrem eigenen Risiko für Stress und Burnout auseinanderzusetzen.

Zu einer gesunden Arbeitskultur im Unternehmen gehört jedoch viel mehr: eine faire und vertrauensvolle Behandlung, Anerkennung und Motivation sowie Verständnis für die beruflichen und auch privaten Belange der Mitarbeiter. Das alles können Chefs in solchen Seminaren zwar nicht lernen - aber sie werden dafür sensibilisiert, dass auch diese Themen für die Vorbeugung von Burnout wichtig sind.

6. Welche Wechselwirkung gibt es zwischen Stress, Depression und Burnout?

Wechselwirkung Stress und Depression

Als Stress wird ganz allgemein ein Zustand der Belastung bezeichnet. Bei akutem Stress schlägt unser Körper Alarm und schüttet vermehrt die sogenannten Stresshormone Adrenalin, Noradrenalin und Cortisol aus. Dadurch werden Energiereserven freigesetzt, Pulsschlag und Blutdruck steigen, die Muskelspannung nimmt zu, insgesamt wächst die Leistungsfähigkeit. Diese gesunde Reaktion wird auch als positiver Stress (Eustress) bezeichnet. Wird die freigesetzte Energie genutzt, werden auch die Stresshormone wieder abgebaut und das Hormonsystem reguliert sich von selbst. Ansonsten kommt es zum negativen Stress (Disstress), der zu erhöhter Anspannung und Dauerstress führen kann.

Dauerstress kann zu einer stressbedingten Depression führen, die wie jede andere Depression behandelt werden muss.

Die Liste der Symptome, die durch anhaltenden Stress auftreten können, ist lang. Typisch sind Herz-Kreislauf-Probleme, Schlafstörungen, Appetitverlust, Verdauungsprobleme, nachlassende Libido, Kopf- und Rückenschmerzen, Angstzustände, Antriebsschwäche und Mutlosigkeit. Alles Symptome, die auch bei Depressionen zu beobachten sind. Doch nicht nur die Krankheitszeichen ähneln sich. Der Zusammenhang zwischen Stress und Depression wird beim Blick auf die neurobiologischen Abläufe im Gehirn deutlich. Bei beiden Belastungszuständen spielt eine anhaltend erhöhte Konzentration der Stresshormone eine Rolle. Wie die Wechselwirkung zwischen Stress und Depression genau abläuft, weiß man bislang jedoch nicht. Als erwiesen gilt, dass Dauerstress zur Entwicklung einer Depression beitragen kann (Stressdepression). Aber auch umgekehrt gibt es Hinweise, dass Menschen mit einer vorhandenen Depression sehr viel leichter in Stress geraten, da ihr Kontrollsystem für Stresshormone gestört ist.

Hat sich aus dem Dauerstress eine Stressdepression entwickelt oder besteht dieser Verdacht, bedarf es unbedingt der medizinischen Abklärung, damit frühzeitig eine Therapie eingeleitet werden kann. Während "normaler" Stress häufig durch Entspannungstraining oder auch körperliche Aktivität abgebaut werden kann, muss eine Stressdepression medikamentös und psychotherapeutisch behandelt werden.

Depression Versus Burn-Out

In der öffentlichen Diskussion werden die Begriffe Burn-out und Stressdepression häufig vermischt und nicht voneinander abgegrenzt. Burn-out bezeichnet Überbelastungen im Arbeitsleben, die zu einem "Ausgebranntsein" führen und letztendlich in einer emotionalen Erschöpfung, Frustration und auch Leistungseinbußen münden.

Erschöpfungsgefühle und andere gesundheitliche Beschwerden, die im Zusammenhang mit dem Burn-out stehen, sind jedoch nicht gleichzusetzen mit einer psychischen Erkrankung wie der Depression. Ein Burn-out kann allerdings das Risiko erhöhen, verschiedene Erkrankungen zu entwickeln. Dazu gehören körperliche Erkrankungen wie z. B. Bluthochdruck, Tinnitus, chronische Kopf- und Rückenschmerzen sowie Schlafstörungen, Angstzustände und auch Depressionen.

7. Wie kann ich mich vom Stress befreien? Welche Therapiemaßnahmen sind für mich erfolgreich?

Die 10 besten Stresskiller:

Zu viel Arbeit, dafür zu wenig Zeit und zu wenig Schlaf: Körperlicher und seelischer Stress ist auf die Dauer nicht gesund. Denn wer ständig gestresst ist, leidet unter Symptomen wie Kopfschmerzen, Muskelzucken, Schwindel, Unruhe und Konzentrationsstörungen. Mit der Zeit können auch Herz-Kreislauf-Beschwerden auftreten. Um solche Konsequenzen zu vermeiden, ist es wichtig, rechtzeitig etwas gegen den Stress zu tun. Wir verraten Ihnen die 10 besten Anti-Stress-Tipps, mit denen Sie die Belastung ganz einfach abbauen können.

1. Schrittzähler sorgt für mehr Bewegung

Sport ist wohl der Stresskiller schlechthin. Zu Recht, denn Sport baut Stress effektiv ab und sorgt für mehr Wohlbefinden. Besonders empfehlenswert sind Ausdauersportarten wie Joggen, Schwimmen oder Rudern, die den Körper in einen meditativen Zustand versetzen. Aber auch ein Spaziergang genügt, um abzuschalten und etwas gegen den Stress zu tun.

Wer eine besondere Motivation braucht, um den inneren Schweinehund zu überwinden, kann es einmal mit einem Schrittzähler versuchen. Dieser zählt jeden Schritt, den Sie machen – schon 5.000 Schritte am Tag genügen, um das Wohlbefinden deutlich zu steigern.

2. Kochen Sie sich etwas Leckeres

Kochen oder Backen ist eine perfekte Beschäftigung, um Stress abzubauen. Das Arbeiten in der Küche beschäftigt uns, ohne uns zu überfordern. Bestimmte Tätigkeiten wie beispielsweise Gemüseschneiden haben außerdem eine beruhigende Wirkung. Nach dem Kochen wartet dann außerdem ein leckeres Menü auf uns – auch das hilft dabei, zu entspannen. Schnappen Sie sich also Ihren Partner oder ein paar Freunde und legen Sie los.

In stressigen Lebenslagen sind bestimmte Lebensmittel besonders empfehlenswert – und damit ist nicht nur Schokolade gemeint. Vielmehr ist für den Körper vor allem die Versorgung mit Kalzium, Magnesium und B-Vitaminen wichtig. Deswegen sollten Sie beispielsweise zu folgenden Lebensmitteln greifen:

- Vollkornprodukte
- Hülsenfrüchte
- Bananen
- Brokkoli
- Trockenobst
- Milchprodukte
- Nüsse
- Eier

3. Lachen Sie

Lachen ist neben Bewegung wohl die beste Maßnahme, um Stress abzubauen. Lachen Sie einfach einmal laut und herzhaft – auch, wenn es dafür keinen bestimmten Grund gibt. Denn durch Lachen wird das Glückshormon Serotonin freigesetzt.

Wenn Sie es etwas weniger laut mögen, können Sie auch einfach die Augen schließen, sich entspannen und lächeln. Auch dabei wird Serotonin ausgeschüttet.

4. Trinken Sie eine Tasse Tee

Eine Tasse Tee zu trinken, hat etwas Gemütliches an sich. Deswegen ist ein warmer Tee auch gut geeignet, um Stress abzubauen. Neben der Sorte ist besonders die Art und Weise, wie Sie den Tee trinken, entscheidend: Ein hastig im Stehen getrunkener Tee wird kaum für mehr Entspannung sorgen.

Nehmen Sie sich stattdessen bewusst ein paar Minuten Zeit, setzen Sie sich gemütlich aufs Sofa und genießen Sie das warme Getränk ganz gezielt. Gut geeignet zum Entspannen sind Teemischungen mit Melisse, Hopfen oder Lavendel.

5. Schauen Sie sich Urlaubsbilder an

Urlaub ist die Zeit im Jahr, in der man den Alltagsstress hinter sich lässt und sich etwas Gutes tut. Leider verfliegt das Urlaubsgefühl meist viel zu schnell wieder. Mit ein paar Tricks können Sie die entspannte Urlaubsstimmung aber zurückholen.

Nehmen Sie sich ausdrücklich die Zeit und schauen Sie in Ruhe ein paar Urlaubsbilder an. Erinnern Sie sich dabei insbesondere daran, wie Sie sich in der jeweiligen Situation gefühlt haben. Durch einen angenehmen Duft oder leise Musik können Sie den entspannenden Effekt noch verstärken.

6. Nehmen Sie sich Zeit für sich

Wer immer etwas zu tun hat und ständig gestresst ist, nimmt sich vor allem eins nicht: Zeit für sich selbst. Höchste Zeit also, das endlich nachzuholen.

Überlegen Sie, was Sie in den letzten Wochen eigentlich unbedingt machen wollten, was letztendlich aber immer zu kurz gekommen ist. Dabei ist es egal, ob Sie in Ruhe ein Buch lesen oder endlich einmal eine Ballonfahrt machen möchten. Gönnen Sie sich etwas, wonach Ihnen im Moment wirklich zumute ist und schalten Sie Ihr Pflichtbewusstsein zumindest für ein paar Stunden aus.

7. Schlafen Sie aus

Ständiger Stress sorgt meist dafür, dass wir zu wenig schlafen – und das teilweise wochenlang. Zudem fällt bei gestressten Personen meist auch die Schlafqualität schlechter aus.

Ein paar unruhige Nächte können wir locker wegstecken, doch wer auf Dauer zu wenig schläft, schadet damit seinem Körper. Denn Schlafmangel führt zu einer verstärkten Ausschüttung des Stresshormons Cortisol. Zudem hat der Körper auch weniger Zeit, um zu regenerieren – normalerweise erholt sich der Körper im Schlaf nämlich von den Anstrengungen des Tages.

Schlafen Sie also am Wochenende mal wieder so richtig aus: Ihr Körper wird es Ihnen danken!

8. Verzichten Sie auf Smartphone & Co.

Moderne Technik wie Smartphone, Tablet und Laptop erleichtern uns zwar das Leben in vielerlei Hinsicht, sie sorgen oftmals aber auch für einen leichten Dauerstress: Man ist permanent erreichbar und kann ständig auf neue Situationen und Ereignisse reagieren.

Wenn Sie gestresst sind, sollten Sie einmal versuchen, 24 Stunden ohne Technik auszukommen. Lassen Sie den Computer – und am besten auch das Handy – einfach ausgeschaltet.

Wenn Ihnen das zu extrem ist, versuchen Sie wenigstens, das Handy für ein paar Stunden am Tag nicht mit sich herumzutragen. Sie werden sehen, das entspannt!

9. Tanzen als Stresskiller

Ebenfalls empfehlenswert gegen Stress ist das Tanzen. Tanzen strengt an und verbrennt viele Kalorien, macht aber auch jede Menge Spaß. Vor allem die Kombination aus Bewegung und Musik macht Tanzen zu einem echten Stresskiller.

Wer es lieber ruhiger mag, kann es mit Yoga versuchen.

10. Genießen Sie bewusst

Wenn Sie gestresst sind, werden Sie wahrscheinlich den ganzen Tag von Sinneseindrücken nur so überflutet. Um etwas gegen den Stress zu tun, sollten Sie versuchen, Eindrücke wieder bewusst wahrzunehmen und Dinge gezielt zu genießen.

Lassen Sie sich beispielsweise ein Stückchen Schokolade ganz langsam auf der Zunge zergehen – das wirkt gleich doppelt: Auf der einen Seite entspannt das bewusste Genießen, auf der anderen Seite sorgt die Schokolade dafür, dass jede Menge Glückshormone ausgeschüttet werden. So hat der Stress keine Chance mehr!

8. Tipps für mehr Zufriedenheit

Immer, wenn Sie unzufrieden und unglücklich sind, machen Sie die folgenden kleinen Übungen, die Sie nicht mehr als 3 bis 5 Minuten Zeit kosten.

Je öfter Sie diese machen, umso mehr und umso schneller werden Sie deren positive Wirkung spüren. Lebenszufriedenheit kann man trainieren.

TIPP 1. Notieren Sie sich 10 Dinge, für die Sie dankbar sein können. Schließen Sie Ihre Augen, atmen einige Male tief ein und aus und denken an diese 10 Geschenke.

Solange du lebst, hast du immer einen Grund, dankbar zu sein.

Ein wohlhabender Mann sieht einen Bettler, wie dieser einen Abfalleimer durchwühlt. Der reiche Mann sagt sich: Gott sei Dank, habe ich das nicht nötig.

Der Bettler sieht einen querschnittgelähmten Rollstuhlfahrer und sagt sich: Gott sei Dank, kann ich gehen.

Der Rollstuhlfahrer sieht eine Ambulanz mit Blaulicht vorbeifahren und sagt sich: Gott sei Dank, bin ich nicht in Lebensgefahr.

Im Krankenhaus stirbt der Bettnachbar. Der Zurückbleibende sagt sich: Gott sei Dank, lebe ich noch.

Anregungen, wofür Sie dankbar sein könnten und wie das Gefühl der Dankbarkeit die Lebenszufriedenheit steigert.

TIPP 2. Fragen Sie sich: Was kann ich tun, um dieses Problem zu lösen? Suchen Sie nach Lösungen, statt auf dem Problem herum zu kauen und sich darüber zu ärgern.

Je öfter Sie sich die Frage stellen, was Sie tun können, umso wahrscheinlicher werden Sie eine Antwort für die Lösung finden. Mehr zum Umgang mit Problemen.

Lesen Sie auch die Lebensweisheit des Jungen, dessen größte Schwäche seine größte Stärke war.

TIPP 3. Ganz oft erlebe ich in meinem Leben, dass sich anfänglich in meinen Augen negative Ereignisse wenig später als ein Glücksfall erweisen.

Ich habe mir deshalb angewöhnt, bei allem, was mich stört oder was meine Pläne durchkreuzt, zu sagen: "Wer weiß, wofür das gut ist". Und schon fühle ich mich augenblicklich besser.

Mein Frust ist gelindert, weil die Hoffnung durchblickt, dass der vermeintliche Störenfried in Wahrheit ein Glücksbringer ist - was tatsächlich sehr oft der Fall ist.

Enttäuschungen sind ja im Grunde genommen etwas Positives.

Das Wort Ent-täuschung bedeutet, man hat sich täuschen lassen oder man hat sich selbst etwas vorgemacht oder sich belogen und die Selbst-Täuschung wurde enttarnt, ist aufgeflogen.

TIPP 4. Lesen oder hören Sie etwas Inspirierendes und Aufbauendes. Vielleicht von Menschen, die noch größere Probleme hatten als Sie und diese überwunden haben.

Vielleicht aber auch nur ein Gedicht, das Sie auf andere Gedanken bringt, Sie aufbaut und motiviert.

Schauen Sie sich Weisheiten an und überlegen, welche Bedeutung diese für Ihr Leben haben könnten.

Lesen Sie Berichte von Menschen, die körperlich ein Handicap haben, aber sich dadurch nicht behindern lassen und ein erfülltes Leben führen.

Auch Witze und lustige Geschichten können Sie auf andere Gedanken bringen und Ihre Lebenszufriedenheit steigern.

Ist das nicht ein Wegschauen, eine Verdrängung des Negativen, eine Flucht vor der Realität, ein Auge verschließen vor dem, was ist?

Gegenfrage: Ist es eine Flucht vor der Realität, wenn ich die Schönheit einer Rosenblüte bewundere und die Dornen nicht beachte?

Worauf wir unseren Blick richten, bestimmt, wie wir uns fühlen.

Womit wir uns in Gedanken beschäftigen, bestimmt, wie wir uns fühlen und verhalten. Das ist eine Tatsache.

Wenn Sie sich durch Ihre Gedanken unglücklich machen, dann ist das ebenso eine Selbsttäuschung, wie wenn Sie sich durch Ihre Gedanken glücklich und zufrieden machen.

Nur dass sich die Täuschung durch positive Gedanken besser anfühlt.

Die Dinge sind weder gut noch schlecht. Erst unser Denken, unsere Wertung, lässt sie gut oder schlecht erscheinen.

George Bernard Shaw hat das einmal sehr schön ausgedrückt:

Das Leben hört nicht auf, komisch zu sein, wenn Menschen sterben - ebenso wenig wie es aufhört, ernst zu sein, wenn man lacht.

TIPP 5. Entscheiden Sie sich dafür, zufrieden und glücklich zu sein. Ob Sie zufrieden oder unzufrieden sind, das ist Ihre Entscheidung.

Indem Sie sich nämlich in Gedanken auf das konzentrieren, was Ihnen in Ihren Augen fehlt, indem Sie darüber nachdenken, in welchen Bereichen Sie in Ihren Augen benachteiligt sind, machen Sie sich unzufrieden und unglücklich.

Genauso gut könnten Sie auch darüber nachdenken, was Sie alles besitzen, worauf Sie stolz sein könnten, worüber Sie sich freuen könnten.

Wenn Sie das täten, wie würden Sie sich dann fühlen? Zufrieden und glücklich. Richtig?

Also: Sie entscheiden sich tatsächlich für Ihr Glücklichsein und Ihr Unglücklichsein.

Machen Sie sich diese Tatsache bewusst, vor allem aber: machen Sie von dieser Freiheit Gebrauch und Ihre Lebenszufriedenheit wird steigen.

TIPP 6. Freuen Sie sich über die kleinen Dinge, wie z. B. Erfolge, Erlebnisse, Gesten, Glück etc. Sie werden merken, dass Freude Sie nicht nur glücklich macht, sondern auch stark, um Stressattacken entgegenzutreten.

TIPP 7. Nehmen Sie sich selbst nicht zu ernst. Auch wenn wir dazu neigen, vieles persönlich zu nehmen, wenn z. B. ein Missgeschick passiert - lachen Sie darüber! Eine solche Reaktion entschärft ungemein die Situation! Denn lachen ist gesund und fördert den Stressabbau. Die Stresshormone werden ab- und die Glückshormone aufgebaut.

TIPP 8. Eine der besten Therapien ist der Humor. Man versucht durch positives Denken und Handeln entgegenzuwirken. Humor und Lachen sind ein einfaches aber wirksames Mittel, um in schwierigen Situationen Stress abzubauen. Das ist längst wissenschaftlich erwiesen. Dabei spielt es keine Rolle, ob das Lächeln echt, aufgesetzt oder sogar erzwungen ist. In fast allen stressigen Situationen, so z. B. vor einer Hochzeitspräsentation, Geburtstagsrede, Klausurarbeit oder auch einem Bewerbungsgespräch treten Stress auf. Der Stress ist Ausdruck von Angst, Blockaden, dem man mit einer höheren eigenen Ausstrahlung und Souveränität entgegentreten kann.

TIPP 9. Setzen Sie sich persönliche Ziele. Viele Menschen sind unzufrieden im Leben. Der Grund liegt darin, weil ihnen ein konkretes Ziel fehlt. Negative Stimmung lässt sich vermeiden, wenn Sie Ziele im Leben haben. Auf diese Ziele arbeiten Sie hin. Ziele im Leben sind gute Ansatzpunkte, wenn Sie sich nach mehr Zufriedenheit und neuem Schwung sehnen. Welche Ziele das sind, hängt allein von Ihnen ab. So können es z. B. Ziele bezüglich der Familie, Freizeit oder des Urlaubs sein.

TIPP 10. Dankbar sein! Bei all dem Streben nach beruflichen, materiellen und privaten Erfolgen bleibt für die Dankbarkeit keine Zeit mehr. Dabei ist es so wichtig, nicht immer nur nach mehr zu streben, sondern im Gegenteil das zu schätzen, was man bereits hat, wie Gesundheit, Familie, Freude, Arbeitsstelle usw. Forscher fanden heraus, dass dankbare Menschen gesünder und glücklicher sind und zufriedener leben.

TIPP 11. Optimistischer werden lohnt sich. Glücklicher sind die Optimisten. Diejenigen, die der Welt und dem Leben erst einmal grundsätzlich etwas Gutes unterstellen. Die Hoffnung haben. Die das Positive sehen. Die darauf vertrauen, dass alles seinen Sinn hat und am Ende alles gut sein wird. Unser Denken bestimmt, wie wir uns fühlen. Wenn wir den Blick auf die positiven Dinge richten, dann fühlen wir uns also auch besser, als wenn wir immer vom Schlimmsten ausgehen. Deshalb sind optimistische Menschen entspannter und zufriedener.

Und Optimismus hat auch einen positiven Einfluss auf unsere Gesundheit. Optimisten haben einen niedrigeren Blutdruck, sie erholen sich schneller von Operationen und werden weniger krank. Ein Hoch auf den Optimismus! Dabei sind Optimismus und Pessimismus keineswegs festgelegte Persönlichkeitsmerkmale. Vielmehr ist es unsere Art, zu denken. Und wie wir denken, das können wir selbst beeinflussen. So können wir auch optimistischer werden.

Pessimisten neigen dazu, sich eher auf die negativen Dinge im Leben zu konzentrieren. Für sie ist das Glas halbleer, denn sie konzentrieren sich auf das, was fehlt, was nicht gut ist. Für optimistische Menschen hingegen ist das Glas halbvoll. Denn sie richten ihre Aufmerksamkeit vor allem auf das Gute, was da ist.

Wenn du also optimistischer werden möchtest (und damit glücklicher, entspannter und gesünder), dann versuche es einfach mal, deinen Fokus zu ändern und in Zukunft mehr Positives als Negatives zu sehen und zu erwarten.

TIPP 12. Bist du geduldig oder willst du alles in deinem Leben von jetzt auf gleich? Kannst du abwarten, wenn etwas länger dauert? Bleibst du ruhig, wenn du warten musst? Kommst du damit zurecht, wenn die Dinge nicht so laufen, wie du sie dir erhoffst? Hier erfährst du, wie du Geduld lernen kannst und warum es dich weiterbringt. Geduld ist die Fähigkeit warten zu können.

Es bedeutet, dass du deinen Schokoriegel nicht jetzt gleich brauchst, sondern noch einen Tag/eine Woche/ein Jahr auf die Befriedigung deiner Bedürfnisse verzichten kannst.

Aber ist Geduld lernen überhaupt erstrebenswert?

Ich erzähle dir doch ständig, dass du im Hier und Jetzt leben sollst und da ist es doch besser den Schokoriegel gleich zu genießen, oder?

An sich schon.

Aber nicht immer kriegen wir unseren Schokoriegel gleich. Manche Situationen verlangen uns Geduld ab, ob wir wollen oder nicht. Z.B., wenn wir im Supermarkt an der Kasse in einer ewig langen Schlange stehen und den Storno genauso abwarten müssen, wie den Umtausch, den Kassierer Wechsel und das Öffnen der neuen Geldrollen wenn wir an längeren Projekten arbeiten, die sich über Monate oder Jahre hinziehen und das Ziel in schier unerreichbar weiter Ferne liegt:

- wenn wir endlich etwas angehen wollen, aber die Dinge sich einfach nicht so schnell entwickeln, wie wir es gerne hätten,
- wenn die Bahn mal wieder Verspätung hat, weil es nieselt und wir plötzlich 45 Minuten auf dem Bahnsteig im Regen verbringen müssen,
- wenn wir vor großartigen Ideen, die wir umsetzen wollen, förmlich übersprudeln, aber vorher noch etwas Anderes zu Ende bringen müssen,
- wenn wir krank sind und draußen das Leben an uns vorbeiziehen sehen, während wir darauf warten auch wieder arbeiten, laufen, tanzen etc. zu können.

In diesen Situationen ist es günstig nicht gleich auszurasten und durchzudrehen, sondern die Ruhe zu bewahren, geduldig und gelassen zu sein. Geduld lernen ist also angebracht.

Aber warum ist das so verdammt schwer?

Wir haben verlernt geduldig zu sein!

Wieso auch warten? Heutzutage kriege ich so gut wie alles, was ich will, sofort und gleich. Die meisten Sachen sind nicht mehr als einen Mausklick entfernt.

TIPP 13. Treiben Sie Sport! Sport, besonders Ausdauersport fördert die Gesundheit und kann helfen Risikofaktoren zu reduzieren. Ob Sie gerade erst mit Sport beginnen, bereits Sporterfahrung haben oder nach einer Erkrankung wieder mit Sport beginnen wollen, beherzigen Sie die zehn goldenen Regeln für gesundes Sporttreiben vom Deutschen Sportärztebund. Der Sportarzt rät: Sport hält jung und fit! Regelmäßiger Sport heißt besser fühlen, besser aussehen, besser belastbar sein, bessere Fitness aufweisen.

Sport beginnen mit Augenmaß

- Trainingsintensität - langsam beginnen und die Belastung steigern (Intensität, Häufigkeit und Dauer).
- Möglichst unter Anleitung (Verein, Lauftreff, Fitnessstudio).
- Informationen beim Landessportbund oder Sportärztebund.
- Sport möglichst 3 - 4-mal in der Woche für 20 - 40 Minuten.

Überbelastung beim Sport vermeiden

- Nach dem Sport darf eine "angenehme" Erschöpfung vorliegen.
- Laufen ohne (starkes) Schnaufen.
- Sport soll Spaß, keine Qualen bereiten! Evtl. Trainingspuls vom Sportarzt geben lassen.
- Besser "länger oder locker" als "kurz und heftig".

9. Welche Entspannungstechniken helfen gegen Stress?

Gegen Stress, Druck und Hektik helfen systematische Entspannungstechniken. Es gibt wirksame Entspannungsübungen, mit denen Sie innerhalb weniger Minuten negative Gefühle ausschalten und eine Ruhepause für Seele, Körper und Geist einläuten.

Streit mit dem Liebsten, eine zusätzliche Aufgabe im Büro, stundenlanges Warten in der Arztpraxis – all das sind Stressmacher und Energieräuber.

Mit den richtigen Entspannungstechniken können Sie Stress abbauen und sich vor Burn-out oder stressbedingten Depressionen schützen. Autogenes Training, progressive Muskelentspannung oder Gedankenreisen führen Sie zurück in Ihre innere Mitte. Wir stellen Entspannungsübungen, um Stress abzubauen vor, die nur wenig Zeit und Konzentration erfordern.

Entspannungstechniken für unterschiedliche Ziele

Das Wechselspiel zwischen Anspannung und Entspannung, zwischen Aktivität und Ruhephasen ist für das Gleichgewicht der Körper-Geist-Seele-Ebene entscheidend. Es gibt Entspannungsübungen, die unterschiedliche Ziele verfolgen - wie Stress abbauen, reduzieren von Belastungen, Stärken des Immunsystems, Abbau von Aggressionen oder Steigerung der Leistungsfähigkeit. Einige Übungen zur Entspannung wirken wohltuend auf den Körper beispielsweise, um die Muskeln zu lockern. Andere verbessern die Konzentration oder schulen die Achtsamkeit. Grundsätzlich wirkt sich eine Entspannung gleichzeitig auf seelischer und körperlicher Ebene aus, deshalb setzen die meisten Entspannungstechniken an beiden Punkten an. Sie sollten immer Methoden zur Entspannung wählen, die Ihnen einen Nutzen bringen. Wenn Sie Stress abbauen wollen, eignen sich insbesondere Atemübungen, Autogenes Training oder Meditation. Wenden Sie die Entspannungsübungen konsistent an, um die bestmögliche Wirkung zu erzielen.

Bewährte Übungen zur Entspannung sind:

- Atemübungen: Eine bewusste Atmung können Sie überall praktizieren, ob im Bus, im Büro oder im Wartezimmer.
- Progressive Muskelentspannung: Diese Technik ist leicht erlernbar, lockert die Muskulatur und hat eine große Entspannungswirkung.
- Autogenes Training: Für diese Entspannungsübungen brauchen Sie etwas mehr Ausdauer und Übung. Dann können Sie sich überall in einen Zustand der Entspannung versetzen.
- Gedankenreisen: Nutzen Sie Ihre Fantasie, um an Ihren Lieblingsort zu reisen, konzentrieren Sie sich auf Ihre Wahrnehmungen und fühlen Sie in sich hinein.

Entspannungsübungen am Morgen - Energie tanken nach dem Aufstehen:

- Stellen Sie die Beine in Hüftbreite fest auf den Boden,
- Verwurzeln Sie sich in Ihrer Vorstellung mit der Erde,
- Atmen Sie tief ein und saugen Sie in Gedanken pure Energien auf,
- Nehmen Sie wahr, wie ihr ganzer Körper von diesen Energien durchströmt wird,
- Lassen Sie beim Ausatmen die ganze Anspannung sowie alle negativen Gedanken los.

Finden Sie Ihre Mitte - Entspannungsübungen im Büro oder zwischendurch:

- Atmen Sie tief ein und zählen Sie langsam bis acht,
- Atmen Sie gleich wieder aus und zählen Sie ebenfalls bis acht,
- Nehmen Sie alle auftauchenden Gedanken wahr und stellen Sie sie sich als platzende Seifenblasen vor.

Den Kopf freimachen - Entspannungsübungen vor dem Schlafengehen:

- Setzen Sie sich mit entspannten Schultern und gestreckten Rücken auf den Boden und atmen Sie mit geschlossenen Augen tief ein.

- Beobachten Sie Ihre Atmung, achten Sie auf einen gleichmäßigen Atemrhythmus.
- Tauchen Bilder auf oder Gedanken, lassen Sie sie vorüberziehen, als ob es Wolken wären. Beachten Sie die Bilder und Gedanken nicht weiter und richten Sie Ihre Aufmerksamkeit immer wieder zurück auf Ihren Atem.
- Geben Sie an dieser Stelle nicht auf, auch wenn Sie glauben, es funktioniert nicht, an nichts zu denken.
- Lassen Sie vor dem Einschlafen Ihre Gedanken ziehen, nehmen Sie sie wahr, ohne sie zu beurteilen.

Methoden zur Entspannung für Fortgeschrittene:

- Kommen Körper und Geist wieder in Einklang, entwickeln Sie ein positives Selbstbild. Durch einfache Entspannungstechniken, die jeder leicht im Alltag anwenden kann, tun Sie etwas für Ihre Gesundheit, was zu mehr Wohlbefinden und Lebensfreude führt.
- Yoga: neben einfachen Methoden zur Entspannung gibt es eine Vielzahl an Entspannungsübungen für Fortgeschrittene.
- Das Bikram Yoga ist eine sehr sportliche Form des Yogas. Die Asanas (Körperübungen) und Pranayamas (Atemübungen) werden bei Temperaturen von etwa 40 Grad ausgeführt und erfordern Körperkraft.

- Ein weiterer fordernder Yogastil ist Iyengar Yoga, bei dem der Übende genaue Anweisungen für exakte Yoga-Positionen befolgt.
- Es geht darum, Zugang zu den eigenen Bedürfnissen zu erlangen. Auch Kum Nye, das Tibetische Heilyoga, sind eher Entspannungstechniken für Fortgeschrittene. Diese Yogaform besteht aus Meditation, Yoga-Bewegungen und Selbstmassage. Auch das Rezitieren von Mantren ist häufig Teil des Tibetischen Heilyoga. Natürlich können Sie alle diese Entspannungstechniken auch als Einsteiger erlernen, allerdings sollten Sie das immer unter qualifizierter Anleitung in einem Kurs tun und nicht mit Entspannungsübungen aus dem Internet.

10. Lernen Sie, „Nein“ zu sagen, um Stress vorzubeugen!

Kannst du “nein” sagen? z. B.:

- wenn andere dich immer wieder um etwas bitten, das du gar nicht tun willst,
- wenn du wieder einmal eine unangenehme Arbeit für jemanden übernehmen sollst,
- wenn jemand sich zum wiederholten Mal Geld von dir pumpen möchte, ohne es je zurückzuzahlen,
- wenn du von einem Verkäufer bedrängt wirst, etwas zu kaufen,
- wenn deine Kinder zum x-ten Mal ein Vorschuss auf ihr Taschengeld wollen,
- oder wenn du keine Lust hast, an einem Familienessen teilzunehmen, von dem du weißt, dass es eh nur wieder in Streit endet.

Klar, einige Male hilft jeder bereitwillig aus und hin und wieder sind wir natürlich auch bereit, unsere eigenen Interessen zurückzustellen. Aber irgendwann kommt für fast jeden der Punkt, wo es nötig ist, eine Bitte abzulehnen. Wenn du genau damit Schwierigkeiten hast, ist dieser Artikel genau das Richtige für dich.

Du findest hier 2 Vorschläge, mit denen es dir leichter fallen wird, “nein” zu sagen.

Vorschlag 1: Nimm dir Bedenkzeit, bevor du eine Entscheidung triffst.

Bitte ruhig um Bedenkzeit. Du musst nicht auf der Stelle “ja” oder “nein” sagen, auch wenn der andere das gerne möchte. Sage ruhig: “Ich muss darüber einen Moment nachdenken. Ich komme in fünf Minuten zu dir und sage dir bescheid.” Oft sagen wir vorschnell “ja” zu etwas, weil wir uns schlicht und einfach überrumpeln lassen. Anliegen und Bitten werden ja meist ganz schnell mal zwischendurch an uns herangetragen und bevor wir es uns versehen, haben wir zu etwas zugesagt, was uns Stunden kostet oder überhaupt keinen Spaß macht. Deshalb ist es sehr hilfreich, sich immer einen kleinen Moment Zeit zu nehmen, um die Situation kurz zu analysieren. Gehe im Geiste Fragen durch, wie z.B.:

Was ist das genau, was ich tun soll? Eine Arbeit, ein Gefallen, soll ich etwas geben?

- Möchte ich das tun oder geben – oder ist es mir vielleicht zuwider?
- Wie viel Zeit, Kraft, Energie und Lust habe ich gerade selbst?

- Was muss eventuell leiden oder zurücktreten, wenn ich der Bitte nachkomme?
- Wer ist es, der mich da um einen Gefallen bittet? Welche Bedeutung hat dieser Mensch für mich? In welchem Verhältnis stehen wir zueinander?
- Wie oft habe ich schon etwas für diese Person getan und wenn das schon öfter der Fall war – möchte ich es tatsächlich noch einmal tun?

Vorschlag 2: Finde heraus, warum es dir so schwerfällt, "nein" zu sagen

Dass es vielen Menschen schwerfällt, auch mal eine Bitte oder ein Anliegen abzulehnen, kann die unterschiedlichsten Gründe haben. Klarheit darüber zu bekommen, was es uns ganz persönlich schwer macht, hilft dabei, genau diese Ängste, Bedenken o.ä. zu überwinden. Hier einige Beispiele für Ursachen dafür, dass wir zu oft "ja" sagen:

- Die Angst, abgelehnt und nicht mehr gemocht zu werden – Eine Angst, die wir sowohl im Freundes- und Bekanntenkreis und in der Familie haben, aber auch im Job. Die meisten von uns machten schon als Kind die Erfahrung, dass manche Menschen uns nur dann mögen, wenn wir ihnen nützlich sind. Heute als Erwachsene können wir diesen Zusammenhang erkennen und müssen dieses Spiel nicht mitmachen. Fest steht, dass du sowieso nicht erreichen kannst, von allen gemocht zu werden – auch dann nicht, wenn du alles dafür tust. Entscheide dich dazu, dass du nicht von jemanden gemocht werden musst, der dich nicht mag, nur weil du nicht alles tust, was er oder sie von dir will. Wähle Freunde und Menschen, die dir wichtig sind, mit Bedacht aus.
- Angst vor Konsequenzen – Eine Angst, die durchaus berechtigt ist. Nicht jeder reagiert freudig, wenn du eine Bitte ablehnst. Es kann also durchaus zu Konflikten kommen oder im Berufsleben hast du vielleicht auch Angst, deinen Job zu verlieren. Hier ist es sehr wichtig, die Situation möglichst objektiv und realistisch einzuschätzen. Es gibt tatsächlich Situationen, in denen es besser ist, "ja" zu sagen – aber diese Situationen sind sehr viel seltener, als es sich anfühlt. Mache dir klar, dass du schon viele Konflikte in deinem Leben bewältigt hast und dass Konflikte zum Miteinander dazu gehören. Immer alles zu tun aus Angst vor den Reaktionen anderer, raubt dir deine Unabhängigkeit.
- Man will nicht egoistisch oder herzlos wirken – Diese Ursache liegt in unseren Werten begründet. Du brauchst aber keine Angst davor zu haben,

gleich ein Egoist zu sein, nur weil du nicht sofort springst, wenn du jemanden um etwas bittest. Allein, dass du das befürchtest, zeigt bereits, dass du dir über das Thema Gedanken machen. Wirkliche Egoisten kommen gar nicht erst darauf, es zu sein. Aber – es kann durchaus sein, dass man es dir vorwirft. Doch nur weil dich jemand als egoistisch beschimpft, bist du es nicht auch! Der Egoismus-Vorwurf ist sehr wirkungsvoll, wenn man andere zu etwas bringen will. Nimm diesen Manipulationsversuch aber nicht einfach so hin. Du weißt selbst am besten, wie viel du für andere tust und ob du tatsächlich "herzlos" bist. Ein klarer Blick hilft dir hier schon viel weiter. Wenn du sehr unsicher bist, kannst du auch eine Person dazu befragen, die du gut kennst – und die dir vor allem wohl gesonnen ist.

- Das Bedürfnis gebraucht zu werden – Diese Ursache liegt oft unbewusst in uns und ist deshalb gar nicht so leicht zu durchschauen. Für andere da sein zu können, gebraucht zu werden, helfen zu können – all das tut vielen Menschen sehr gut. Und es ist ja auch tatsächlich schön, anderen etwas Gutes tun zu können. Wichtig ist nur, dass du hier nicht die Balance verlierst und auf diese Weise ein so genanntes Helfer-Syndrom entwickelst. Damit brennst du nämlich über kurz oder lang selbst aus (weil du zu kurz kommst).
- Angst, etwas zu versäumen – Ein Aspekt, der sehr oft übersehen wird, der aber ganz entscheidend ist. Vor allem im Freizeitbereich, aber auch im beruflichen oder familiären Umfeld treibt viele das Bedürfnis an, nur nichts zu verpassen. Und so muss man auf jede Feier, zu jeder Veranstaltung, zu jedem Treffen. Man übernimmt Aufgaben und Gefälligkeiten, weil man dadurch glaubt, "im Geschehen" zu sein – und dass einem etwas entgeht, wenn es jemand anderes tut. Hier hilft nur eines: zu lernen, Prioritäten zu setzen. Finde heraus, was dir wirklich Spaß macht, was dir etwas gibt und trainiere Schritt für Schritt, auch mal zu einer Einladung "nein" zu sagen oder an einer Veranstaltung nicht teilzunehmen. Du wirst sehen, dass das Leben weitergeht, auch wenn du nicht überall dabei bist (das kannst du ja sowieso nicht). Und den gewonnenen Freiraum wirst du auf ganz neue Art nutzen können.

Zu diesen inneren Ursachen kommt dann auch noch die Tatsache, dass es uns die anderen oft nicht gerade leicht machen, "nein" zu sagen. Verständlich, denn schließlich möchte die andere Person ja, dass wir ihrer Bitte nachkommen …

Hier einige Strategien derer, die uns zu etwas bringen wollen:

- Schuldgefühle auslösen
- Erpressung
- Druck
- Überrumpelung (s.o.)
- Schmeicheleien
- Mitleidstour
- und anderes mehr.

Hier hilft nur eines: diese Strategien erkennen und entlarven.

Schaue genau hin, wer etwas von dir will und welche Mittel diese Person einsetzt, um es zu erreichen. Hier hilft dir Tipp 1, damit du den nötigen Abstand gewinnst und erkennen kannst, welche Mittel dein jeweiliger Gegenüber einsetzt. Hast du eine Strategie erkannt, kannst du diese freundlich, aber deutlich ansprechen, wie z.B.:

Selbstbewusster werden. Vertrauen in dich selbst haben. Und mutig für deine eigenen Bedürfnisse einstehen → Dein Projekt Innere Stärke

- “Ich fühle mich im Moment überrumpelt, weil du von mir unter Zeitdruck eine Entscheidung möchtest. Gib mir zehn Minuten und dann sage ich dir bescheid.”
- “Ich kann verstehen, dass es dir nicht gefällt, wenn ich jetzt “nein” sage. Ich möchte mir aber deswegen keine Schuldgefühle machen lassen.”
- “Ihr Lob freut mich natürlich sehr und trotzdem kann ich leider diese Aufgabe heute nicht mehr für Sie erledigen.”

Mache dir klar, welchen Preis du zahlst, wenn du “ja” sagst

Dieser Tipp klang schon im ersten – also der Situationsanalyse – an, ist aber wichtig genug, auch noch einmal extra genannt zu werden. Mache dir klar, was es dich eigentlich kostet, zu oft “ja” zu sagen. Das nämlich kann dir eine gute Portion Motivation und Anreiz geben, ab sofort ein bisschen genauer zu überlegen, ob du nicht vielleicht doch einmal etwas ablehnst.

Extra-Tipp

Rechne ruhig einmal allein zusammen, wie viel Zeit es dich ganz konkret kostet, Aufgaben für andere zu erledigen. Das einmal summiert zu sehen, kann ein echter Augenöffner sein!

Kosten für zu vorschnelles Ja-sagen sind z.B.:

Weniger Zeit, Kraft, Energie für deine eigenen Vorhaben und Projekte oder für die Menschen, für die du viel lieber etwas tun würdest.

Sehr oft Stress, weil die zusätzlichen Aufgaben ja zu denen hinzukommen, die wir eh schon erledigen müssen.

Häufig Ärger darüber, doch wieder nachgegeben zu haben.

Nach einer gewissen Zeit das nagende Gefühl, ausgenutzt zu werden.

Auch wenn Beziehungen nicht nach kaufmännischen Regeln zu bewerten sind, so sollte doch das Verhältnis im Großen und Ganzen ausgeglichen sein. Das gilt für den Job genauso wie für Freundschaften oder die Familie. Wenn du dauerhaft mehr gibst als bekommst, wirst du unzufrieden. Und hier gilt es, besser für sich zu sorgen. Indem du dir klarmachst, was es ganz konkret für dich bedeutet, immer wieder etwas für andere zu tun, kommst du in Kontakt mit deinen eigenen Bedürfnissen. Menschen, die sich schwer damit tun, "nein" zu sagen, stellen ihre eigenen Bedürfnisse oft hinten an. Auf Dauer aber höhlt das aus und macht unzufrieden. Du bist auch wichtig! Deine Zeit ist genauso wichtig wie die anderen Leute, deine Kraft ist auch nicht endlos und es steht dir – genau wie jedem anderen zu – gut für dich zu sorgen.

Erlaube dir, "nein" zu sagen

Dieser Tipp knüpft unmittelbar an den vorherigen an. Dann, wenn du dir nämlich klargemacht hast, dass du für jedes "Nein", das du nicht sagst, auch einen Preis zahlst, fällt es dir vielleicht leichter, dir selbst die Erlaubnis dafür zu geben, irgendwann auch einmal an dich und nicht nur an andere zu denken. Du bist kein schlechter Mensch, wenn du eine Bitte ablehnst. Niemand kann ständig für alle bereit stehen. Der Vorwurf, egoistisch zu sein, kommt schnell – aber gut für sich zu sorgen, ist kein Egoismus, das ist notwendige Selbsterhaltung. Du kannst anderen nur dann wirklich etwas geben, wenn du selbst genug Kraft und Energie hast – und vor allem dann, wenn du gerne tust, worum man dich bittet.

Manchmal kann es sinnvoll sein, sich eine solche Erlaubnis schriftlich zu geben.

Erlaube dir also, auch mal "nein" zu sagen – es ist dein gutes Recht! Warte nicht darauf, dass andere Menschen dir dazu die Absolution erteilen, denn gerade diejenigen, die etwas von dir wollen, haben natürlich nur wenig Interesse daran, dass du für dich sorgst.

Lerne, auf sanfte Art "nein" zu sagen

Wichtig beim Nein-sagen ist vor allem, klar zu sein, aber dabei nicht brutal. Wenn du etwas nicht tun willst, dann solltest du das so deutlich sagen, dass der andere es nicht missinterpretieren kann. Das aber kann man behutsam und freundlich tun, so dass das "Nein" nicht verletzt. Hier findest du eine Reihe von Möglichkeiten, wie du respektvoll "nein" sagen kannst:

Das Nein begründen – Du brauchst dich zwar nicht zu rechtfertigen, aber du kannst dein "Nein" begründen. Das macht es dem anderen leichter, es anzunehmen. Wenn sich z.B. ein Kollege zu dir setzen will, du aber gerade in einem wichtigen Gespräch vertieft bist, bei dem du keinen anderen dabeihaben möchtest, dann kannst du genau das sagen: "Oh, ansonsten jederzeit gerne – nur jetzt besprechen wir gerade etwas Persönliches." Hier bittest du selbst um Rücksichtnahme und motivierst so dein "Nein". Auf diese Weise wird deutlich, dass sich das "Nein" nicht gegen die Person richtet, sondern andere Ursachen hat.

Verständnis zeigen – Indem du Verständnis für die Bitte des anderen zeigst, wirkt jedes "Nein" schon viel weicher. Sage so etwas wie "Dass du so im Zeitstress bist, tut mir sehr leid – aber ich kann dir leider heute trotzdem nicht aushelfen." oder "Ihr Team steht da wirklich stark unter Druck. Leider ist es trotzdem nicht möglich, dass eine Arbeitskraft von uns zu Ihnen wechselt."

Bedanken – Eine schöne Geste ist, sich dafür zu bedanken, dass der andere einem die Aufgabe zutraut oder das Vertrauen in uns hat: "Ich fühle mich geehrt, dass Sie da an mich denken, aber mein Terminkalender ist leider komplett voll." oder "Das ist ein wundervolles Kompliment, dass du mir das zutraust, aber ich kann leider nicht."

Mit Humor – In manchen Situationen ist Humor eine wundervolle Möglichkeit, ein "Nein" zu verpacken. Aber Vorsicht: nicht jeder versteht jede Art von Humor! Im Zweifelsfall solltest du deshalb doch lieber eine neutrale Formulierung wählen.

Manchmal reicht auch ein Teil-Nein – häufig muss man gar kein striktes "Nein" sagen. Wenn du z.B. nur heute keine Zeit hast, es dir aber nichts ausmachen würde, die Aufgabe morgen zu übernehmen, dann kannst du das genauso sagen. Oder vielleicht bist du bereit, einen Teil der Bitte zu erfüllen, dann biete das an.

Gegenangebot machen – Es ist auch möglich, einen Gegenvorschlag zu machen – also vielleicht eine andere Idee anzuregen, wie derjenige sein Anliegen lösen kann. Du zeigst damit, dass dir der andere nicht egal ist, machst aber auch klar, dass du nicht zur Verfügung stehst.

In der Regel reicht es aus, wenn du konsequent bei deinem "Nein" bleibst. Aber es gibt auch Zeitgenossen, die – gerade, wenn diese von dir kein "Nein" gewohnt sind – hartnäckig davon ausgehen, dich doch noch "rumzukriegen". Hier ist dann manchmal auch ein deutlicheres Wort angesagt. Auch hier kannst du die eingesetzte Strategie ansprechen, wie z.B.

- "Du möchtest mich jetzt offenbar mit allen Mitteln dazu bringen, dass ich "ja" sage – tut mir wirklich leid, aber das zieht dieses Mal nicht."
- "Ihnen scheint es sehr wichtig zu sein, mich umzustimmen. Aber leider

Und hier haben wir noch einen spannenden Denkanstoß für dich: Überprüfe einmal, wie du selbst damit umgehst, wenn jemand anders "nein" sagt.

- Kannst du das "Nein" akzeptieren oder neigst du selbst dazu, den anderen umstimmen zu wollen?
- Findest du es angemessen, wenn andere deinen Bitten nicht immer nachkommen oder fühlst du dich dann verletzt oder beleidigt?
- Kannst du mit deiner Enttäuschung gut umgehen oder wirst du wütend?

Wenn du dir diese Fragen ehrlich beantwortest und ggf. hier im Sinne des "Rechts zum Nein-Sagen für alle" etwas an dir arbeitest, wird es dir auch leichter fallen, dir dieses Recht selbst zu nehmen.

11. Stressbefreiungsmaßnahmen, dargestellt anhand von Beispielen

Beispiel 1: Warum Stress krank macht?

Die Menschen fühlen sich in der heutigen Zeit gestresster als früher. Zeitdruck, zu viel Arbeit oder auch Ärger in der Beziehung sorgen dafür, dass unser Stresspegel ansteigt. Eigentlich ist Stress für unseren Körper lebensnotwendig. Er mobilisiert bei Gefahren alle Reserven, um dem Stress entgegenzuwirken. Was aber, wenn unsere Umwelt immer wieder und anhaltend für Stress sorgt? In den letzten Jahren häufen sich Hinweise darauf, dass dieser zunehmende Stress weit mehr als nur psychische Folgen zeigt. Folgekrankheiten Magen-Darm, Herz-Kreislauf oder Krebserkrankungen, Immunschwäche, Rücken- und Kopfschmerzen sowie psychische Probleme treten häufig in Verbindung mit Stress auf. Je höher und länger die Stressbelastung andauert, desto größer ist dann die Gefahr ernsthaft zu erkranken. Handelt es sich um eine krankhafte chronische Stress-Erkrankung, dann sollte der Stress als Auslöser erkannt und bekämpft werden, am besten mit ärztlicher Unterstützung.

Welche Möglichkeiten helfen, den Stress langfristig zu bekämpfen?

- Mentale Stärke zeigen, um die innere Balance zu wahren und die Stärke zu entwickeln, in Stresssituationen ruhig und gelassen zu bleiben.
- Ein effektives und realistisches Zeitmanagement kann helfen, das Aufflammen von Stress zu unterbinden. Der Mensch sollte sich genügend Zeit nehmen und geben, um die gestellten Aufgaben effektiv zu erfüllen. Am besten arbeitet der Mensch vormittags zwischen 8:00 und 12:00 Uhr und nachmittags zwischen 15:00 und 19:00 Uhr. Dann ist die Konzentration am höchsten. Sehr hilfreich für die Stressbewältigung sind auch autogenes Training, Muskelentspannungsübungen, Yoga, Tai-Chi und Qi Gong.

Beispiel 2: Stressbewältigung durch Berührung
Ein zufälliges Streifen am Arm, ein fester Händedruck oder eine innige Umarmung: Körperkontakt gehört zu unserem Alltag selbstverständlich dazu – und das nicht ohne Grund. Denn Berührungen sind nicht nur einfach schön, sie sind überlebenswichtig. Sie ermöglichen erst die gesunde Entwicklung von Neugeborenen, beeinflussen unser psychisches Wohlergehen, stärken das Immunsystem und wirken sogar wie Medikamente.

Die Haut ist nicht nur unser größtes, sondern auch eines unserer wichtigsten Sinnesorgane. Über ihre Tastsensoren versorgt sie uns mit wichtigen Informationen aus unserem Umfeld, lässt uns zwischen Ich und Außenwelt unterscheiden und macht uns zu einem empfindsamen Wesen. Werden wir von einem anderen Menschen berührt, setzt das im Körper ein regelrechtes Feuerwerk in Gang: Es werden Botenstoffe frei, die den Zustand von Leib und Seele bedeutend beeinflussen.

Nur wenn sich Neugeborene immer wieder die Nähe einer liebenden Bezugsperson ertasten können, entwickeln sie sich optimal. Der positive Effekt von intensivem Hautkontakt nach der Geburt zeigt sich dabei noch bis ins Schulalter hinein. Auch Erwachsene brauchen Berührung, damit es ihnen gut geht. So fördern Streicheleinheiten eine gute Stressbewältigung und machen weniger anfällig für Krankheiten. Umgekehrt kann gezielter Körperkontakt als Therapie bei bestimmten Erkrankungen eingesetzt werden – und unter anderem depressiven Patienten helfen.

Nicht nur als Babys brauchen wir Berührung, damit es uns gut geht. „Berührungen haben für Lebewesen einen Stellenwert wie die Luft zum Atmen“, hat der Psychologe Martin Grunwald einmal in einem Interview mit „Die Zeit“ konstatiert. Man könnte auch sagen: Nur mithilfe von körperlicher Nähe können wir die Herausforderungen unseres Alltags problemlos meistern.

Auf Berührungsreiz folgt Gehirnreaktion

Das Geheimnis hinter der Macht der Berührungen steckt in den Prozessen, die sie im menschlichen Körper auslösen. Werden wir angefasst, wird dieser Reiz von verschiedenen Arten von Berührungssensoren in der Haut aufgenommen. Diese spezialisierten Rezeptoren sitzen in allen drei Schichten der anderthalb bis zwei Quadratmeter großen Schutzhülle um unser Körperinneres, von der Epidermis über die Leder- bis zur Unterhaut.

Dort registrieren sie so unterschiedliche Reize wie Druck, Dehnung, Vibration oder Schmerz. Über Nervenbahnen melden die Sinneszellen ihre Erregung dem Gehirn. Die eingehenden Signale haben es in sich, denn sie können unsere Psyche entscheidend beeinflussen. So veranlassen sie bei angenehmen Berührungen zum Beispiel, dass Botenstoffe wie das „Glückshormon“ Dopamin oder das als Bindungs- und Kuschelhormon bekannte Oxytocin ausgeschüttet werden. Gleichzeitig dämpfen sie das Stresszentrum und führen dazu, dass der Cortisol-Spiegel sinkt.

Angenehme Berührungen setzen Glückshormone frei.

Hilfe bei der Stressbewältigung

Berührungen können deshalb beruhigend wirken, Ängste nehmen und uns stressige Situationen besser meistern lassen. Experimente zeigen: Frauen schneiden in psychosozialen Stresstests grundsätzlich besser ab, wenn sie zuvor oder währenddessen die körperliche Nähe ihres Partners genießen durften – sei es in Form von Händchenhalten oder einer Schulter-Nacken-Massage.

Tatsächlich scheint die emotionale Beruhigung auch das Sozialverhalten sowie die kognitive Leistungsfähigkeit zu beeinflussen. So haben Wissenschaftler herausgefunden, dass sich Teilnehmer strategischer Spiele kooperativer verhalten, wenn sie einander ab und zu anfassen – und dass Berührungen gedankliche Blockaden lösen können. Letzteres funktioniert sogar, wenn wir uns selbst berühren. Unbewusst scheinen wir das zu wissen. Denn mit Ausnahme von Affen ist der Mensch das einzige Tier, dass sich ohne erkenntlichen Grund von außen hin und wieder ins Gesicht fasst – vor allem in stressigen Situationen.

Stärkung fürs Immunsystem

Wenn sich das emotionale Empfinden ändert, profitiert auch der Körper. Die durch Berührungen ausgeschütteten Botenstoffe können deshalb dabei helfen, gesund zu bleiben. Sie senken Pulsschlag und Blutdruck – bei regelmäßigem Kuscheln sogar langfristig. Auf diese Weise vermag Berührung das Risiko für koronare Herzerkrankungen zu vermindern.

Auch das Immunsystem ist ein Nutznießer von Streicheleinheiten. Regelmäßige Umarmungen oder Massagen stärken die Immunreaktion, indem sie unter anderem die Anzahl der natürlichen Killerzellen im Blut erhöhen. Welchen durchschlagenden Effekt das hat, offenbart ein Experiment von Sheldon Cohen und seinen Kollegen von der Carnegie Mellon University in Pittsburgh: Das Team befragte 404 Probanden nach ihren sozialen Kontakten und infizierte sie anschließend mit Erkältungsviren.

Das Ergebnis: Wer zuvor angegeben hatte, intensive emotionale Unterstützung von seinen Mitmenschen zu erfahren und oft in den Arm genommen zu werden, bekam seltener Schnupfen. Setzten sich die Viren trotz Kuschelschutz durch, waren die Symptome immerhin weniger stark und langanhaltend als bei anderen Testpersonen. „Je mehr Umarmungen jemand bekam, umso besser war er vor Infekten geschützt“, sagt Cohen.

Beispiel 3: Berührungen schützen Frauen vor Stress

Verbale Unterstützung allein hilft dagegen kaum

Eine Massage hilft mehr als tausend Worte – so lässt sich das Ergebnis einer neuen Studie Schweizer Wissenschaftler zusammenfassen. Sie stellten fest, dass Berührungen durch die Partner bei Frauen den Stress deutlich reduziert, eine rein verbale Unterstützung dagegen kaum Wirkung zeigte.

Psychologischer Stress belastet den Körper auf vielfältige Art, er kann die Herzrate erhöhen oder die Immunantwort dämpfen. Schon lange untersuchen Wissenschaftler deshalb Faktoren, die die körperliche Stressantwort abmildern könnten. Einer dieser Faktoren ist die soziale Unterstützung. Die Solidarität und Anteilnahme durch Freunde oder den eigenen Partner kann nicht nur die emotionale Reaktion auf Stress, sondern auch die hormonelle Stressantwort reduzieren.

Leider schien dieser Effekt bisher vor allem dann zu greifen, wenn Frauen ihren gestressten männlichen Partner auf diese Weise unterstützten. Studien zeigen, dass Männer davon profitieren, dass ihre Partnerin das stressreiche Ereignis mit ihnen vorher bespricht. Frauen dagegen schienen genau von dieser verbalen Unterstützung wenig bis gar nicht zu profitieren. Bisher war es unklar, welche Art der Unterstützung speziell Frauen in einer Stresssituation nützen könnte.

Beate Ditzen und Professor Markus Heinrichs vom Psychologischen Institut der Universität Zürich wollten dieser Diskrepanz auf den Grund gehen. Gemeinsam mit ihren Kollegen verglichen sie unterschiedliche Arten sozialer Unterstützung durch den Partner. Getestet wurde der Effekt einer standardisierten Berührung wie Schulter-Nacken-Massage ohne verbale Unterstützung, die verbale Unterstützung ohne Körperkontakt sowie als dritte Variante eine Konstellation, in der der Partner nicht anwesend war. Anschließend konfrontierten sie alle teilnehmenden Frauen mit einem standardisierten psychosozialen Stresstest.

Das Ergebnis war erstaunlich eindeutig: Es zeigte sich, dass die untersuchten Frauen von der Berührung durch den Partner profitierten, von verbaler Unterstützung allein dagegen nicht. Frauen, die vor dem Stresstest von ihrem Partner eine Schulter-Nacken-Massage erhalten hatten, zeigten deutlich niedrigere Spiegel im Stresshormon Cortisol und geringere Anstiege in der Herzrate als Frauen, deren Partner verbale Unterstützung gegeben hatten.

Diese Ergebnisse lassen darauf schließen, dass positiv wahrgenommene Berührungen eine stark stressreduzierende Wirkung auf unterschiedliche körperliche Systeme haben. Ob Körperkontakt auch bei Männern ähnlich positive Effekte bei Stress hat wie bei Frauen, bleibt noch zu untersuchen.

Beispiel 4: Berührung beeinflussen die Psyche des Menschen und bauen den Stress ab

Unser Wohlbefinden hängt von einer Reihe verschiedener Faktoren ab. Was viele nicht wissen ist, dass Berührungen von anderen hierbei maßgeblich eine Rolle spielen, da hierbei verschiedene Nerven aktiv werden und zum Teil hohe Mengen an Glückshormonen ausgeschüttet werden. Studien beweisen, dass eine Person stark darunter zu leiden hat, wenn er sich nach außen hin isoliert und zurückzieht. Nicht nur der geistige Austausch bei einem guten Gespräch, sondern auch die körperliche Nähe zählen zu unseren Grundbedürfnissen.

Berührungen beeinflussen die Psyche des Menschen

Ob es ein zärtliches Streichen über den Arm ist, eine innige Umarmung oder auch das Streichen über die Haare. Du hast bestimmt bereits an dir selbst schon einige Male festgestellt, dass es dir deutlich besser ergangen ist, wenn du ein Problem hattest und dabei die Nähe zu einem Menschen gesucht hast, der dir wichtig ist. Grund dafür ist das Verständnis der sozialen Zugehörigkeit, das tief in jedem von uns verwurzelt liegt. Je höher deine emotionale Bindung zu einem Menschen ist, desto stärker wirkt sich dessen Berührung auch auf dich aus.

Ein Zusammenspiel aus Gefühlen und Hormonen

Bei einer Umarmung wird das Hormon Oxytocin, was zum besseren Verständnis oft auch einfach Kuschelhormon genannt wird, ausgeschüttet und durchflutet uns. Es sorgt zum einen dafür, dass sich der Puls beruhigt, da wohltuende Energie freigesetzt wird. Zum anderen trägt es dazu bei, dass durch jene Berührung ein Glücksgefühl entsteht. So etwas funktioniert bereits, wenn die Umarmung fest genug ist. Erfolgt diese Berührung zusätzlich von einer Person, die dir nahesteht, verstärkt sich die Wirkung. Denn auch deine Emotionen, die du demjenigen gegenüber empfindest, sind dazu in der Lage, Hormone freizugeben.

Weitere Wirkungen von Berührungen

Regelmäßige Berührung sorgt dafür, dass der Blutdruck und der Stresshormonpegel sinken. Das wiederum führt dazu, dass unser Immunsystem stabiler ist.

Generell sind Menschen, die häufig Körperkontakt mit anderen haben körperlich und seelisch stabiler als Menschen, die selten berührt werden.

Auch Angstzustände können laut einer Untersuchung durch regelmäßige Berührungen gelindert werden.

Eine weitere Studie hat gezeigt, dass Frühchen, die regelmäßig massiert werden, schneller an Gewicht zunehmen als Frühgeborene, die seltener berührt werden.

Körperkontakt in unseren Gefilden: Berührung ist etwas Intimes

In deutschsprachigen Ländern herrscht allem voran eine Kultur vor, die gegenüber Berührungen nur sehr bedingt offen ist. Eine Begrüßung, bei der sich beide Parteien sofort umarmen, ist nicht immer gewünscht und wird überwiegend im familiären und freundschaftlichen Umfeld gelebt.

Zum gegenwärtigen Zeitpunkt ist ein gesellschaftlicher Aufschwung zu erkennen, aus dem sehr klar hervorgeht, dass die Menschen nicht ohne vorheriges Einverständnis Berührung erfahren wollen. Oft gilt es bereits als ein Eingriff in den persönlichen Freiraum, dem Gegenüber freundschaftlich an die Schulter zu fassen. Ob Trost oder Zuneigung zum Ausdruck gebracht werden soll, spielt keine Rolle. Wenn du auf Nummer sicher gehen möchtest, vergewissere dich einfach im Vorhinein. Lieber wird einmal zu oft über dieses Thema gesprochen, als einmal zu wenig.

So nicht: Warum eine Berührung das Seelenwohl auch negativ beeinflussen kann

Gleichzeitig zu positiven allen positiven Effekten, kann eine Berührung auch mit Dominanz und Anspruch in Verbindung gebracht. So kann ein fester Griff, der das Gegenüber einengt oder ihm das Gefühl vermittelt festgehalten zu werden das genaue Gegenteil einer vertrauten, liebevollen Berührung hervorrufen. Stress und Unwohlsein können hier zum Beispiel die Folge sein.

Darauf zu achten, nicht durch eine unangemessene Berührung dein Gegenüber in Verlegenheit zu bringen, ist eine Form der Wertschätzung und daher ebenfalls wichtig für unser aller Seelenwohl.

Wie Berührung wirkt

- Berühren beruhigt. Wenn wir aufgeregt sind, kann uns eine sanft auf die Schulter gelegte Hand wieder entspannen. Ohne großes Gerede. (Studie) Es lindert auch körperlichen Schmerz – vor allem das Händehalten mit dem Partner, wie ein Experiment mit Elektroschocks gezeigt hat. (Studie)
- Berühren zahlt sich aus. Kellner bekommen mehr Trinkgeld. (Studie) Und wenn wir etwas verloren haben, gibt's uns der Finder nach einer Berührung eher zurück. (Studie)

- Berühren macht hilfsbereit. Menschen erfüllen Bitten eher, wenn wir sie angefasst haben. In einem Experiment halfen so 90 statt 63 Prozent der Leute einem Fremden beim Aufheben seiner heruntergefallenen Sachen. (Studie)
- Berühren lässt übereinstimmen. Nachdem sie leicht angefasst wurden, unterzeichneten 81 statt 55 Prozent der Testpersonen eine Petition. (Studie)
- Berühren verkauft. Französische Forscher sprachen zufällig ausgewählte Männer auf einem Gebrauchtwagen-Markt auf. Die eine Hälfte wurde für eine Sekunde leicht am Arm berührt, die andere nicht. Anschließend befragt, bewerteten die Personen der berührten Gruppe den Verkäufer als ehrlicher, freundlicher, umgänglicher und gütiger. Klar, dass sie bei so jemandem lieber ein Auto kaufen: „Der war so nett, das macht bestimmt nichts, dass der teure BMW nur zwei Räder hat … und irgendwie genauso aussieht wie ein Fahrrad.“ (Studie)
- Berühren verschafft Macht. Der Psychologe Henley beobachtete ausgewählte Großstädter in ihrem Alltag. Wer andere Leute häufiger berührte (statt von ihnen berührt zu werden) hatte in der Regel einen höheren gesellschaftlichen und beruflichen Status. (Studie)
- Berühren macht erfolgreich. Wissenschaftler der University of California fanden einen Zusammenhang zwischen dem Erfolg von Basketballteams der NBA und der Häufigkeit der Berührungen der Kameraden. Teams, die sich häufiger abklatschen oder aufmunternde Klapse gaben, schnitten besser ab. (Studie)
- Berühren verschafft Dates. Männer verwechseln so ziemlich alles gern mit einem Flirt. Das ist nichts Neues. Der kleinste Hauch einer Berührung ist für viele ein sicheres Zeichen – „Boah, die will mich, ey, die will mich so sehr!“ Scheißegal, ob das in einer überfüllten U-Bahn ist, in der die Frau ihre Gliedmaßen schon aufessen müsste, um niemanden zu berühren. (Studie). Interessanter: Frauen rücken eher ihre Telefonnummer heraus, wenn sie dabei für 1-2 Sekunden am Oberarm berührt werden. Vermutlich, so die Forscher, weil dieses Verhalten für Dominanz steht, eine attraktive männliche Eigenschaft. (Studie)
- Berühren bringt Nähe. Mit einer Berührung am Unterarm allein erkannten Menschen in einem Experiment mit verbundenen Augen zwölf verschiedene Emotionen des Gegenübers, mit einer Treffsicherheit von 48 bis 83 Prozent. Ob Ekel, Dankbarkeit, Angst oder Liebe. Anfasssen ist Kommunikation. Geht von der Haut unter die Haut, geht ins Herz. (Studie)

- Berühren macht glücklich und schlau. Über mehrere Monate bekamen Frauen mit einer Depression zweimal wöchentlich eine Massage. Ihnen ging es körperlich und seelisch deutlich besser. (Studie). In einer anderen Studie wurde die eine Hälfte nicht massiert, die andere Hälfte über fünf Wochen. Die massierte Gruppe schloss besser bei schwierigen Matheaufgaben ab. (Studie)

Beispiel 5: Stressbewältigung am Arbeitsplatz

Übersicht

- Arbeitsmenge, Zeitdruck und Hektik im Job nehmen kontinuierlich zu.
- Stress am Arbeitsplatz gefährdet die Gesundheit, und Dauerstress schädigt den Organismus.
- Als berufliche Stressoren gelten hoher Termin- und Leistungsdruck, arbeiten an mehreren Aufgaben gleichzeitig, Konflikte mit Vorgesetzten und Kollegen oder ständige Unterbrechungen.
- Wer seine Arbeit kaum selbst bestimmen und einteilen kann und ständig mehr bringen muss, unterliegt erheblichen Gesundheitsrisiken.
- Die Informations- und Kommunikationstechnologien haben die Arbeit tiefgreifend verändert und beschleunigt, Ökonomie und globale Vernetzung lassen Leistungsanforderungen steigen.
- Viele Beschäftigte haben inzwischen Schwierigkeiten, sich nach der Arbeit zu regenerieren. Auch deshalb, weil sie beruflich erreichbar sein müssen.

Nach der Autorin Ulla Wittig-Goetz ist Stress zu einem der größten Gesundheitsrisiken in der modernen Arbeitswelt geworden. Dies ergab eine Untersuchung in den Mitgliedstaaten der Europäischen Union. Danach nehmen Leistungsverdichtung, Arbeitstempo und Zeitdruck ständig zu und lagen im Jahr 2000 deutlich höher als im Vergleichsjahr 1990. Der Stressreport der Bundesregierung (repräsentative Befragung von 20.000 Beschäftigten) von 2012 stellt fest, dass nach dem sehr hohen Anstieg der Belastungen bis Mitte der 2000er Jahre sich die Belastungswerte zwischen 2005 und 2011 auf hohem Niveau eingependelt haben. Nur die Anzeichen für Stressfolgen und die Bewertung des Gesundheitszustandes werden von Beschäftigten kontinuierlich schlechter bewertet.

Psychische Erkrankungen stehen mittlerweile an 4. Stelle der Statistik der Erkrankungsarten und an erster Stelle der Gründe für Frühverrentungen. Es gilt heute als gesichert, dass Depressionen umso häufiger auftreten, desto höher die Arbeitsintensität ist. Aber auch anderen Folgen von Dauerstress am Arbeitsplatz sind vorhanden: Herz-Kreislauf-Erkrankungen, Migräne, Tinnitus oder Rückenbeschwerden. Wem die Bewältigung nicht mehr gelingt, läuft Gefahr ins burnout zu rutschen.

Viele Betroffene

Der Stressreport 2012 zeigt als zentrale Stressfaktoren:

58 % müssen häufig verschiedenartige Arbeiten gleichzeitig betreuen (Multitasking-Anforderung)

52 % stehen häufig unter starkem Termin und Leistungsdruck und 34 % finden das als sehr belastend

50 % haben häufig ständig wiederkehrende Arbeitsvorgänge

44 % werden häufig bei der Arbeit gestört und unterbrochen

39 % müssen häufig sehr schnell arbeiten.

Der jährlich repräsentativ erhobene DGB Index gute Arbeit von 2011 bestätigt diese Zahlen, hiernach fühlen sich 52 % sehr häufig und oft gehetzt und unter Zeitdruck und 63 % berichten, dass in letzten Jahren immer mehr in gleicher Zeit schaffen müssen. 27 % berichten, dass man von ihnen erwartet, auch außerhalb der normalen Arbeitszeit per Telefon oder Mail erreichbar zu sein. Besonders betroffen sind die Branchen Information und Kommunikation, Finanzen, Gesundheits- und Sozialwesen, Verkehr und Lagerei und Bauwesen.

Was ist Stress?

Stress kennzeichnet in erster Linie ein Ungleichgewicht zwischen Arbeitsanforderungen und den individuellen Möglichkeiten (wie Leistungsfähigkeit und Zeit), diese zu bewältigen. Wird dieser Widerspruch als unangenehm, bedrohlich oder gefährlich erlebt, löst die negativen Gefühle wie Angst, innere Anspannung, Hilflosigkeit usw. aus und verändert körperliche Abläufe.

Stress ist ein Alarmzustand mit körperlichen und psychischen Anzeichen.

Die von der EU-Kommission verwandte Stress-Definition lautet: "Arbeitsbedingter Stress lässt sich definieren als Gesamtheit emotionaler, kognitiver, verhaltensmäßiger und physiologischer Reaktionen auf widrige und schädliche Aspekte des Arbeitsinhalts, der Arbeitsorganisation und der Arbeitsumgebung. Dieser Zustand ist durch starke Erregung und starkes Unbehagen, oft auch durch ein Gefühl des Überfordert seins charakterisiert."

Menschen reagieren unterschiedlich

Von jedem Menschen wird Stress anders wahrgenommen und verarbeitet. Was für den einen bereits schwer belastend sein kann, empfindet der andere als Herausforderung oder anregenden "Kick".

Es sind innere, psychische Prozesse, die eine wichtige Rolle dabei spielen, ob eine Situation als stressig erlebt wird. Neue neurobiologische Forschungen verweisen darauf, dass die jeweiligen Vorerfahrungen ganz entscheidend sind: Konnte eine solche Situation schon einmal bewältigt werden? War Hilfe von anderen zu erwarten? Konnte diese Situation von bedeutsamen Bezugspersonen bewältigt werden? Wiederholte und intensive Erfahrungen von Niederlagen, Gefahren, Angst, Hilflosigkeit werden quasi "abgespeichert" und werden bei ähnlichen Erlebnissen automatisch abgerufen. Diese Reaktionsmuster sind allerdings durchaus wieder änderbar.

Die individuellen Bewältigungsmöglichkeiten, d. h. die erlernten Muster mit Belastungen umzugehen, sind aber auch entscheidend geprägt von Arbeitserfahrungen. Soziale Unterstützung und positive zwischenmenschlichen Beziehungen gelten im Beruf und ebenso grundsätzliche das ganze Leben lang als entscheidende Faktoren, die vor ungesunden übermäßigen Stressreaktionen schützt. Sie werden als Ressourcen bezeichnet.

Stress wird durch Stressreize oder so genannte Stressoren ausgelöst. Was ein Mensch bewältigen kann, hängt auch von der Dauer, Intensität und Anzahl der Stressoren und anderer Belastungen am Arbeitsplatz ab. Und es hängt von den persönlichen Fähigkeiten und unterstützenden Ressourcen der Arbeitsumwelt ab.

Psychisch-mentale Stressoren

- quantitative Überforderung durch die Leistungsmenge bzw. das Arbeitstempo
- qualitative Überforderung durch Informationsflut, Unübersichtlichkeit oder Komplexität der Aufgabe
- Überforderung durch die Notwendigkeit
- mehrere Aufgaben gleichzeitig zu betreuen - Multitasking
- ständige Unterbrechungen, Störungen
- Unterforderung, weil der Arbeitsinhalt nicht der Qualifikation entspricht

- mentale Überforderung durch unergonomische Software
- widersprüchliche Arbeitsanweisungen
- ständige Unterbrechungen, z.B. durch EDV-Ausfall
- unvollständige Informationen
- mangelhafte Rückmeldungen
- unklare Zielvorgaben
- Leistungs- und Zeitdruck
- Angst vor Misserfolg und Kontrolle
- hohe Verantwortung für Personen oder Werte
- ungenügende Einarbeitung
- unklare Zuständigkeiten

Soziale Stressoren

- fehlende Anerkennung und Unterstützung durch Kollegen und Vorgesetzte
- mangelhafte Wertschätzung, schlechtes Betriebsklima
- Konflikte
- Konkurrenzdruck
- isoliertes Arbeiten
- geringe Entwicklungsmöglichkeiten
- Diskriminierung oder Benachteiligung
- Kollision der Arbeitsbedingungen mit Familienerfordernissen
- Angst vor Arbeitsplatzverlust
- mangelhafte Information und Beteiligung am Betriebsgeschehen
- Mobbing

emotionale Stressoren

- Zwang zum Freundlich sein
- Widerspruch zwischen ausgedrückten und empfundenen Gefühlen (z.B. Freundlichkeit zu ärgerlichen Kunden)

Physische Stressoren

- Lärm
- Kälte bzw. Hitze
- Nacht- und Schichtarbeit

- pausenloses Arbeiten
- Blendung durch falsche Beleuchtung, Beleidigungen, Kränkungen, Demütigungen

Mobbing gilt als eine extreme Form sozialer und emotionaler Stressoren.

Unsichere Arbeitsverhältnisse und Arbeitslosigkeit zählen mit zu den stärksten Stressoren. Deshalb beginnt ein wirksamer Arbeits- und Gesundheitsschutz bereits bei der sozialverträglichen Ausgestaltung des Arbeitsverhältnisses und nicht erst bei der Schaffung menschengerechter Arbeitsbedingungen.

Was schützt vor Stress?

Stresspuffer

Wo die gegenseitige soziale Unterstützung bei der Arbeit funktioniert, können Stresssituationen besser bewältigt werden. Generell gelten gute Sozialbeziehungen und Handlungs- bzw. Verhandlungsspielräume (über die Leistungsbedingungen) als Stresspuffer.

Beispiele für betriebliche Maßnahmen gegen Stress

- Arbeitsintensität verringern
- Zeitspielräume einkalkulieren
- für regelmäßige Pausen sorgen
- Arbeitsumgebung gesundheitsgerecht gestalten z. B. durch Maßnahmen zur Lärmminderung
- Handlungsspielräume erweitern
- Entscheidungsmöglichkeiten schaffen (z. B. sollte jeder konkrete Verantwortung für Qualität und Termintreue seiner Arbeit haben und seine Arbeitsschritte selbst bestimmen)
- geordnete Verfahren zu Verhandlung von Leistungs- und Zielvorgaben
- ständige Arbeitsunterbrechungen beseitigen (z. B. durch Festlegung störungsfreier Arbeitszeiten)
- betriebliche Weiterbildung sichert ausreichende Qualifikation und hilft Angst sowie Stress zu verhindern
- Beschäftigte entsprechend ihrer Qualifikation einsetzen und Möglichkeiten zur Weiterentwicklung schaffen
- Rückmeldungen über die Qualität der Arbeit geben

- Kommunikation, Kooperation und Information verbessern
- Betriebsklima pflegen

Beispiel 6: Stress vermeiden durch Rituale

Was sind Rituale?

Jede Kultur, aber auch Familien, Freunde und Paare haben ihre eigenen Rituale im Alltag. Dinge, die einfach immer gleich ablaufen – zu gleichen Zeiten, an gleichen Orten, unter gleichen Bedingungen. Dieser geregelte Ablauf hat sein Gutes: Das Vertraute gibt uns Sicherheit und im Zusammenspiel mit Anderen ein Gefühl der Zusammengehörigkeit.

Doch warum hilft es uns, wenn konkrete Handlungen immer gleich ablaufen? Das ist der Funktionsweise unseres Gehirns geschuldet. Laut Psychotherapeut Peter Groß ist unser Gehirn stets auf der Suche nach Strukturen. Sobald diese Strukturen nicht mehr gegeben sind, kann das zu Unsicherheit führen.

Rituale sind also Handlungsweisen, die fest in unser Leben und unseren Alltag integriert sind. Sobald wir ein Ritual leben, laufen wir sozusagen auf Autopilot. Und das hilft uns wiederum dabei, unsere Gedanken auf die Dinge zu richten, die wirklich wichtig sind.

Warum können uns Rituale den Alltag erleichtern?

Wer Rituale in seinen Alltag einbaut, tut nicht nur etwas für sein Wohlbefinden, sondern auch für seine Gesundheit. Du hast es vielleicht schon selbst an dir beobachten dürfen. Wenn du morgens gerne deine Zeitung liest und sie einmal nicht geliefert wird, fühlst du dich unruhig und lange nicht so wohl wie sonst.

Dabei müssen Rituale nicht immer einem selbst entspringen. Oft sind sie auch gesellschaftlich vorgegeben. Etwa bei einer Beerdigung. Hier ist es gang und gäbe, schwarz gekleidet zu erscheinen. Der Ablauf der Trauerfeier ist fest vorgegeben. Und auch der Leichenschmaus ist eine etablierte Tradition. Diese geregelten Abläufe helfen den Trauernden bei der Verarbeitung ihres Verlustes – und beim Abschließen, um sich für Neues zu öffnen.

Welche Rituale können mir den Alltag erleichtern?

Grundsätzlich kann dir jedes Ritual dabei helfen, deinen Alltag effektiv zu meistern. Durch die Struktur, die Rituale deinem Tagesablauf geben und durch die Sicherheit, die du durch das Leben deiner Rituale bekommst.

Welche Rituale grundsätzlich zur Erleichterung deines Arbeitsalltags beitragen, lässt sich pauschal nicht sagen. Jeder Mensch ist anders und hat dementsprechend andere Rituale, die ihm wichtig sind. Allerdings gibt es ein paar allgemeine Lebensweisen, die jedem dabei helfen können, seinen Alltag zu strukturieren und somit den Platz zum Ausleben eigener Rituale lassen.

Rituale für dein Privat- und Arbeitsleben

Morgenroutine einhalten: Am besten startest du schon mit Ritualen in den Tag. Die Grundvoraussetzung dafür schaffst du, indem du dir morgens ausreichend Zeit für dich und deine Gewohnheiten nimmst. Wenn du etwa nach dem Aufstehen nicht auf deinen Kaffee und ein gutes Frühstück verzichten magst, plane genug Zeit dafür ein. Auch wenn das für dich bedeutet, früher aufstehen zu müssen. Du wirst merken, wie gut es dir tut, entspannt und ohne Zeitdruck zu frühstücken, deine Zeitung zu lesen, E-Mails zu checken – eben all das zu tun, was dir morgens wichtig ist. Und es lohnt sich: Denn so startest du gleich viel entspannter und fokussierter in den Tag.

Pausen gönnen: Selbst wenn die nächste Deadline ins Haus steht oder deine Familie dir keine ruhige Minute lässt – gönn dir Pausen! Oft tendieren wir dazu, alles so schnell wie möglich erledigen bzw. abarbeiten zu wollen. Das ist aber gerade in den sogenannten Peak-Phasen kontraproduktiv. Nicht nur, dass die Qualität deiner Arbeit darunter leiden kann. Du versetzt dich zudem in eine vermeidbare Stresssituation. Ein paar Minuten, um den Kopf frei zu bekommen – etwa bei einem kurzen Spaziergang im Park um die Ecke – müssen drin sein. Und ebenso 30 bis 60 Minuten Zeit für die Mittagspause. Nach solch einer Pause arbeitet sich die To-Do-Liste gleich viel schneller ab.

Esse bewusst: Viele aus meinem Bekanntenkreis, und auch ich selbst, tendieren dazu, in stressigen Lebensphasen unregelmäßig und unausgewogen zu essen. Weil die Zeit knapp ist, greift man auf die Tiefkühl-Pizza zurück oder besucht das nächste Fast Food-Restaurant. Auch wenn dieses Vorgehen zeitsparend erscheint, ist es keine gute Idee. Erstens, weil es deinen Körper stresst, wenn Essen runtergeschlungen wird. Zweitens, weil das falsche Essen unter Stress nicht gut für dich ist. Gerade in turbulenten Zeiten braucht der Körper viele Vitamine, Spurenelemente und Co. Wenn du ihm diese gönnst, wird du sicherlich einen Unterschied bemerken. Denn wer sich gesund ernährt, kann klarer denken. Weiterer Pluspunkt: Gönnt man sich einen leckeren Salat in der Mittagspause, ist man danach deutlich fitter und wacher, als nach einem Hamburger. Das Mittagstief bleibt so aus.

Sport machen: Einmal oder mehrmals wöchentlich zu festgelegten Zeitpunkten Sport treiben ist ebenfalls ein Ritual, das dir dabei helfen kann, Stress abzubauen und zu dir selbst zu finden. Hast du einen besonders stressigen Job oder einen turbulenten privaten Alltag, ist Yoga eine empfehlenswerte Sportart. Sie trainiert nicht nur den Körper, sondern hilft dir auch dabei, deine Mitte zu finden und dabei zur Ruhe zu kommen. Kein Wunder, dass diese Sportart insbesondere in Großstädten einen Boom erlebt. Natürlich kannst du auch einer anderen Sportart nachgehen. Im Sommer kann etwa eine Joggingrunde im Freien wahre Wunder bewirken. Nicht nur, weil du deinen Körper auspowerst (gerade für Menschen, die beruflich viel sitzen empfehlenswert), sondern auch, weil die frische Luft dabei hilft, die Gedanken zu ordnen.

Lebe den Abend: Wie bereits am Morgen, solltest du dir auch am Abend die Zeit nehmen, deine Rituale zu Leben. Das hilft dir nicht nur dabei runterzukommen, sondern die zurückliegenden Stunden zu resümieren. Und wie können diese abendlichen Rituale aussehen? Du könntest dir zum Beispiel einen Entspannungstee und ein gutes Buch gönnen. Oder zu deiner Lieblingsserie auf der Couch entspannen. Alles, was dir dabei hilft, abzuschalten, ist erlaubt. Durch die Ruhe und Zeit, die du dir am Abend nimmst, kannst du deine Gedanken ordnen und auch deinen kommenden Tag planen, was dir wiederum dabei hilft, am nächsten Morgen entspannter in den Tag zu starten.

Hilfreiche Rituale im Überblick

Rituale für deinen Körper:

- Fahre mit dem Rad zur Arbeit, anstatt die S-Bahn zu benutzen.
- Verzichte auf den Fahrstuhl und nimm die Treppe.
- Dehne deinen Körper, nachdem du längere Zeit am Schreibtisch gesessen hast.
- Laufe ein paar Schritte durch dein Büro, wenn du eine Aufgabe erledigt hast.
- Rituale für dein Wohlbefinden:

- Sorge für gesunde Lebensmittel in Reichweiter, etwa Nüsse, Obst oder Müsli.
- Habe stets ein Glas Wasser auf dem Schreibtisch und trinke regelmäßig.
- Baue feste Pausen in deinen Arbeitstag ein.
- Verwöhne dich mit Kleinigkeiten, die dich glücklich machen.

Rituale für deine Psyche:

- Pflege Freundschaften und nimm dir Zeit, dich mit Freunden und Familie zu treffen.
- Such dir eine Entspannungstechnik, für die du dir jeden Tag fünf Minuten Zeit nimmst.
- Fokussiere dich. Wenn du unter Zeitdruck arbeitest, einfach mal den Blick vom Bildschirm abwenden und eine Runde durch die Räume schweifen lassen oder aus dem Fenster schauen.
- Ruf dir einmal pro Tag in Gedanken, für was du wirklich dankbar bist.

Wie kann man Stress vermeiden? Etwa durch Rituale gegen Stress

Neurologen der Universitäten von Wisconsin und Virginia untersuchten 16 glücklich verheiratete Paare in einem Labor, wobei ein Computertomograph ihre Hirnaktivitäten während des eines Experiments abbildete, bei welchem die Frauen leichte Elektroschocks am Knöchel erhielten und deshalb durchwegs leicht angespannt (gestresst) waren. Dann bat man die Ehemänner, ihrer Frau die Hand zu halten - schlagartig zeigte der Hirnscan Veränderungen an: Jene Regionen des Gehirns, die vorher Stress signalisierten, beruhigten sich. Hielt eine fremde Person die Hand, sank das Erregungsniveau auch, jedoch in geringerem Maße.

Nach Hans Morschitzky (klinischer Psychologe und Verhaltenstherapeut in Linz) ist grundsätzlich jede Form von Hautkontakt entspannend, so kann auch Im-Nacken-Streicheln oder Kuscheln entspannend wirken. Dabei muss der Partner nicht unbedingt ein Mensch sein, sondern es kann auch ein Hund oder eine Katze sein. Durch Berührung entsteht ein Bio-Feedback, das den Blutdruck senkt, die Muskeln entspannt und den Hautwiderstand sinken.

Die beruhigende Wirkung von Berührungen zeigt sich an verhaltensauffälligen Jugendlichen, die niemanden an sich heranlassen, die aber etwa in der Betreuung von Pferden oder anderen Haustieren Erfüllung finden.

Übrigens: Männer tun sich damit schwerer, weil sie Berührung meist mit sexueller Stimulation gleichsetzen.

Stressbewältigung durch Berührung

Menschen, die überambitioniert beruflich tätig sind, haben oft keine Freizeitkultur aufgebaut. In Ruhephasen wie im Urlaub kommt daher die große Leere. Oder es treten die seelischen Probleme hervor, die in der Arbeitswoche unter der Betriebsamkeit versteckt blieben. Es trifft nach Ansicht von Psychologen vor allem jene Menschen, deren Wertesystem nicht in Balance ist, denn wenn die Arbeit über allem steht und diese dann wegfällt, kommt die Niedergeschlagenheit. Gegenstrategien könnten daher sein:

- Druck wegnehmen Das Berufsleben besteht aus Stress, Organisation und Termindruck. Wer auch im Urlaub dieselben Maßstäbe anlegt, wird scheitern. Besser schon bei der Planung überlegen: Was will ich in meinem Urlaub, was soll er mir bringen und vor allem: Was brauche ich?
- Perfektion über Bord werfen Viele Menschen glauben, nur weil Urlaubszeit ist, müssten sie rund um die Uhr glücklich sein.
- Bewegung hilft beim Stressabbau Es muss nicht unbedingt Hochleistungssport sein, auch ein flotter Spaziergang ist effektiv.
- Aktiv abschalten Entspannung ist etwas, das nicht von selbst passiert. Man muss es gezielt angehen. Nutzen Sie deshalb jeden Abend eine Viertelstunde zum aktiven Abschalten.
- Langsam in den Urlaub gleiten Damit die Reise nicht zu anstrengend wird, empfiehlt es sich, vor dem Start einen Ruhetag einzuplanen und die ersten Urlaubstage zu entspannen.

Beispiel 7: Nahrungsmittel helfen gegen Stress

Diese 10 Nahrungsmittel helfen gegen Stress

Wenn wir genervt sind, fehlen uns oft einfach wichtige Nährstoffe. Wir zeigen Dir gesunde Lebensmittel, die Du essen kannst, um Stress zu bekämpfen.

Wenn wir gestresst sind, greifen wir gerne zu Süßigkeiten und anderen hochkalorischen Seelentröstern. Ich zeige Dir die 10 besten Lebensmittel gegen Stress. Erfahre, welche Nährstoffe Deinem Körper wirklich helfen, um mit stressigen Situationen klarzukommen.

Die Top 10: Essen gegen Stress

Nüsse

Nüsse enthalten viel Magnesium sowie Vitamine der B-Gruppe und sind deshalb echte Stresskiller. Vor allem Walnüsse und Pistazien sind reich daran. Aber Achtung: Kalorien liefern sie trotzdem, also besser in Maßen als in Massen!

Bananen

Bananen sind reich an Tryptophan, das Dein Körper in Serotonin umwandeln kann. Sie können also genauso glücklich machen wie Schokolade, enthalten aber gar kein Fett und somit weniger Kalorien. Zudem stecken auch die Stresskiller Magnesium, Kalzium und Vitamin B6 in der krummen Frucht.

Joghurt

Joghurt ist Nervennahrung, da es viel Vitamin B, Kalzium und Magnesium enthält. Ein paar Vitamin C-reiche Früchte dazu, fertig ist das Power-Dessert. Schon gewusst: Erdbeeren liefern mehr Vitamin C als Zitronen!

Paprika

Paprikas enthalten noch mehr Vitamin C als Erdbeeren und eignen sich deshalb bestens als zuckerarmer Lieferant. Magnesium, Kalium und Eisen stecken auch noch drin. Diese Mineralstoffe können der stressbedingten Müdigkeit entgegenwirken!

Avocados

Die grünen Früchte sind reich an ungesättigten Fetten, Vitamin B1, Magnesium und Kalium. Avocados können somit deine angespannten Nerven beruhigen.

Fisch

Vor allem Lachs und Thunfisch enthalten gesunde Omega 3 Fettsäuren, die stimmungsaufhellende Wirkung haben sollen.

Spinat

Spinat zählt zu den Top-Kaliumlieferanten und kann somit ausgleichend wirken. Am besten verwendest Du frischen Spinat und dünstest ihn nur kurz an. Oder Du machst einen Smoothie daraus. So bleiben die hitzeempfindlichen Nährstoffe erhalten.

Hülsenfrüchte

Erbsen, Bohnen, Linsen und Co sind besonders ergiebige Magnesiumlieferanten und versorgen dich mich komplexen Kohlenhydraten, die dich lange wachsam und fit halten.

Quinoa

Quinoa-Samen sind besonders reich an Eisen, Magnesium und Eiweiß. Zudem enthalten sie, wie die Banane, den glücklich Macher Tryptophan. Die fröhlichen Powerkörnchen eignen sich besonders für gestresste Veganer und Menschen mit Gluten- oder Laktoseintoleranz. Aber auch Fleischessern schmeckt eine Quinoa-Bulette zur Mittagspause.

Haferflocken

Haferflocken enthalten viel Vitamin B1 und Tryptophan, das Dein Nervensystem reguliert. Die komplexen Kohlehydrate der potenten Flocken werden zudem langsam abgebaut und schützen Dich vor Heißhungerattacken. Zusammen mit Früchten sind sie ein ideales und günstiges Anti-Stress-Frühstück.

Die Schokoladen-Glücks-Lüge

Es stimmt zwar, dass im Kakao eine Vorstufe des Glückshormons Serotonin steckt, vor allem in Vollmilchschokolade ist die Konzentration aber wahrscheinlich zu gering, um tatsächlich einen Effekt erzielen zu können. Dass Du Dich kurzzeitig besser fühlst, nachdem Du eine Rippe Deiner Lieblingsschokolade verdrückt hast liegt vielmehr daran, dass Du die Belohnung mit Süßigkeiten im Laufe Deines Lebens schlichtweg erlernt hast. Ein größeres Verlangen nach zuckerreichen Lebensmitteln zeigen erwiesenermaßen vor allem Menschen, denen in der Kindheit wenig davon erlaubt wurde. Kinder, die Süßkram und Co. in rauen Massen vertilgen dürfen, zeigen später als Erwachsene dann komischerweise seltener emotional gesteuertes Essverhalten und haben auch weniger oft das Bedürfnis nach Süßem. Große Befriedigung liefern dem Menschen alle Lebensmittel, die eine Kombination aus Fett, Zucker, besonderem Aroma und eine spezielle Textur liefern. Schokolade punktet hier besonders durch das einzigartige Schmelzverhalten. Das Hochgefühl hält aber leider nur kurz an – was länger bleibt sind das schlechte Gewissen und die Speckrollen an Deinen Problemzonen. Besser ist es, auf Lebensmittel zu setzen, die den tatsächlichen Bedürfnissen Deines Körpers in anstrengenden Phasen entsprechen. Nur so baust du effektiv Stress ab.

Wenn du mehr darüber wissen willst, warum uns Schokolade vermeintlich glücklich macht, lies dazu den Artikel unserer Ernährungsexpertin Chrissy!

Essen gegen Stress: Das braucht Dein Körper wirklich

Deine Zellen arbeiten in Stressphasen auf Hochtouren und brauchen besonders viele Nährstoffe. Wenn der gesteigerte Bedarf nicht gedeckt wird, wirst Du schnell müde und fühlst Dich erschöpft. Genau das, was Du jetzt nicht brauchen kannst, schließlich willst Du Leistung bringen, um Deine Aufgaben zu erledigen. Besonders wichtig ist nun, dass Du deinen Blutzuckerspiegel in Schach hältst. Er sollte hoch genug sein, um Deinem Hirn die Arbeit zu ermöglichen, aber nicht zu stark ansteigen, damit deine Leistung nicht genauso schnell wieder abfällt. Hier helfen dir besonders Lebensmittel mit komplexen Kohlenhydraten wie Knäckebrot, Müsli oder Vollkornpasta. Die liefern auch gleich Magnesium, was angeblich dem Stresshormon Kortisol entgegenwirken und so Deine Anspannung und Nervosität verringern soll.

Kalium gilt als zweites Antistress-Mineral. Wenn Du zu wenig davon im Blut hast, fühlst Du Dich möglicherweise schnell unruhig, bekommst Kopfschmerzen oder gar Bluthochdruck. Sollte deine Zufuhr mit der Nahrung nicht ausreichend sein, beginnt dein Körper bei anhaltendem Stress, die benötigten Mineralstoffe aus seinen Reserven zu beziehen. Dir hilft also auf jeden Fall, möglichst viel davon durch Obst und Gemüse zuzuführen. Auch die Vitamine der B-Gruppe gelten als echte Stresskiller. Lebensmittel mit viel Vitamin B wie Milchprodukte, Fisch oder Haferflocken können zur Nervenstärkung beitragen. Vitamin B2 kann sogar die Ausschüttung von Stresshormonen reduzieren und Vitamin B6 Dich ruhiger schlafen lassen.

Ein weiteres Vitamin, das Deinen Körper in Stressphasen unterstützen kann, ist Vitamin C. Um fit und gesund zu bleiben, solltest du es kontinuierlich zuführen, was über eine gemischte Ernährung aber normalerweise gegeben ist. In stressigen Zeiten bildet dein Körper vermehrt freie Radikale. Diese kannst Du ebenfalls mit den Vitaminen C und B2, die zu den Antioxidantien zählen, neutralisieren. Auch stark verarbeitete Nahrungsmittel aus dem Supermarkt um die Büroecke enthalten kaum noch Nährstoffe. Deshalb werden sie von Ernährungswissenschaftlern gerne als leere Kalorien bezeichnet. Im Grunde braucht Dein Körper also gerade in stressigen Zeiten viel frisches Obst und Gemüse, Fisch, mageres Fleisch und Vollkornprodukte. Als Nervennahrungssnacks eignen sich in Maßen Nüsse, Äpfel, Bananen und auch mal ein paar ungesüßte Trockenfrüchte. Grüne Smoothies enthalten, je nach Zusammensetzung, viele Mineralstoffe, Vitamine, Folsäure und Antioxidantien. Rezepte für solche Stress abbauenden

Nahrungsmitteln findest Du natürlich auch in den Rezepten von Gymondo! Wenn Du Dich in Stressphasen besonders gut, aber dennoch kalorienbewusst ernährst, tust Du Deinem Körper langfristig etwas Gutes und musst Dich in ruhigeren Zeiten nicht mit einem schlechten Gewissen quälen. Die echte Nervennahrung wirkt also langfristig positiv auf deinen Körper und Deinen Geist.

Beispiel 8: Selbstgespräche helfen, Stress zu vermeiden und Druck abzubauen

Selbstgespräche können dem Stress-Abbau dienen. Sätze wie „der kocht doch auch nur mit Wasser“ oder „Ich pack das schon“, schießen den meisten einmal durch den Kopf und oftmals werden sie unterbewusst auch ausgesprochen. Dabei wirken die Selbstgespräche für Umstehende gelegentlich durchaus etwas merkwürdig, doch den Betroffenen helfen sie bei der Stressbewältigung.

Durch Selbstgespräche wird Stress abgebaut beziehungsweise vermieden, berichtete Prof. Hans-Dieter Hermann von der Deutschen Hochschule für Prävention und Gesundheitsmanagement (DHfPG) in Saarbrücken am Rande der Internationalen Leitmesse für Fitness, Wellness und Gesundheit. Dies sei eine vielfach unterschätzte Methode der Stressbewältigung, so die Aussage des Experten.

Selbstgespräche wirken beruhigend und helfen positive Handlungsstrategien zu entwickeln

Zwiegespräch mit sich selbst, ob in Gedanken oder ausgesprochen, helfen den Stress zu reduzieren, erläuterte Prof. Hermann. Die Gedanken, die einem gerade durch den Kopf schießen, zuzulassen und zu artikulieren, könne zur deutlichen Senkung der psychischen Belastungen am Arbeitsplatz beitragen. Sätze wie „Ich gehe jetzt Schritt für Schritt vor“, helfen den Betroffenen auch bei hoher Arbeitsbelastung die Ruhe zu bewahren. Generell dienen die Selbstgespräche oft der eigenen Ermutigung, stärken so das Selbstbewusstsein und helfen dem Druck am Arbeitsplatz Stand zu halten. Zudem dienen Sätze wie „Der kocht doch auch nur mit Wasser“ als Ventil für Verärgerung und Unmut. Die Selbstgespräche erleichtern es den Betroffenen sich zu beruhigen und positive Handlungsstrategien zu entwickeln, berichtet die Nachrichtenagentur „dpa“ unter Bezug auf die Aussagen von Professor Hermann.

Selbstgespräche eine unterschätzte Methode der Stressbewältigung

Der Experte von der Deutschen Hochschule für Prävention und Gesundheitsmanagement (DHfPG) in Saarbrücken betonte die Stress reduzierende Wirkung der Selbstgespräche und erklärte, dass dies „eine sehr unterschätzte Methode" der Stressbewältigung sei. Wie notwendig die Vermeidung und der Abbau von Stress am Arbeitsplatz sind, zeigt sich anhand der gesundheitlichen Folgen, die durch die Dauerbelastung hervorgerufen werden können. Stress in den deutschen Betrieben die zweithäufigste Ursache für Fehlzeiten am Arbeitsplatz. Daher investieren viele große Unternehmen heute bereits in die Stress-Vorsorge. „Gesundheitsmanagement lohnt sich auch im Bereich Motivation, Mitarbeiterzufriedenheit und Fehlerverringerung. Insofern sind die Kosten dafür schnell wieder hereingeholt", betonte der auch als Sportpsychologe der deutschen Fußball-Nationalmannschaft tätige Experte der Deutschen Hochschule für Prävention und Gesundheitsmanagement. Die Unternehmen können sich laut Prof. Hermann zum Beispiel an den Kosten für Sportangebote und Präventionskurse beteiligen.

8 Gründe, die für Selbstgespräche sprechen

1. Gedanken ordnen und Entscheidungen treffen

Wer Tagebuch schreibt, kennt es: Das Schreiben hilft dabei, eigene Gedanken zu ordnen, Erlebnisse zu verarbeiten und sich über Gefühle klar zu werden. Ähnlich ist es mit den Selbstgesprächen, bloß dass dieser Prozess der Verarbeitung nicht schriftlich, sondern verbal in einem selbst stattfindet. Das heißt, Selbstgespräche helfen auch dabei, Gedanken und Gefühle zu reflektieren. Somit finden wir schneller eine Lösung für ein Problem und können leichter eine Entscheidung treffen.

2. Mentales Googeln

Wenn wir ein Selbstgespräch führen, hört das Gehirn sehr genau hin. Auch der Inhalt der Selbstgespräche ist wichtig und hat Einfluss auf unser späteres Handeln. Denn alle Informationen des Selbstgespräches werden abgespeichert, sodass wir jederzeit darauf zurückgreifen können. Schnell mal unser Google-Gehirn gefragt, auch bekannt als Erinnerung oder Erfahrung, und schon wissen wir, nach welcher Hausnummer wir suchen oder welchen Weg wir einschlagen müssen. Somit ist ein Selbstgespräch auch eine Art Datensicherung, die später als Gedächtnistraining gut genutzt werden kann.

Allerdings wird im Gehirn alles abgespeichert, denn es weiß nicht, was uns möglicherweise in 10 Jahren von Nutzen sein könnte. Archiviert werden also alle Erfahrungen und die dazugehörige Bewertung, die wir vornehmen. Das bedeutet, dass alle Erlebnisse von uns bewusst oder unbewusst kommentiert werden, beim mentalen Googeln werden dann die jeweiligen Seiten und die dazugehörigen Kommentare aufgerufen. Selbst wenn der Kommentar abwertend war, erscheint das im Chatverlauf des Gehirns. Und umgekehrt, sprechen wir wertschätzend mit uns selbst, wird auch das von unserem Gehirn gespeichert. Es schadet also nicht, sich die Festplatte auch mal anzugucken, um etwas aufzuräumen.

3. Selbstgespräche steigern die Kreativität

Dieses mentale Googeln, was Teil eines Selbstgespräches ist, hilft aber auch, Ideen zu bündeln und an der Umsetzung zu arbeiten. Hier geht es gar nicht so sehr ums Abspeichern, sondern vielmehr um das Verarbeiten und Weiterverwerten von Informationen. Hier wirken Selbstgespräche hoch inspirierend und Kreativität steigernd.

Diesen Prozess nutzen Autoren, Künstler und Musiker beispielsweise, wenn sie an einem Projekt arbeiten, brainstormen und ihre Ideen „kneten“ und formen.

4. Emotionale Intelligenz verbessern

Sich in andere Menschen einzufühlen, nennt man Empathie. Sie gehört zur genetischen Grundausstattung des Menschen und sichert das soziale Miteinander. Prägend sind hier sicher die ersten Jahre der Kindheit, denn in diesen erfahren wir Bindung und Sicherheit. Das schafft Vertrauen und ist für ein gesundes Selbstbewusstsein sehr wichtig. Später kommt das Sozialverhalten unter Gleichaltrigen dazu.

Emotionale Intelligenz setzt sich zusammen aus Empathie, Selbstbewusstsein und der Fähigkeit, zu kommunizieren. Das bedeutet, dass über Selbstgespräche die emotionale Intelligenz trainiert werden kann, denn während der Gespräche fühlen wir uns in uns selbst (Selbstbewusstsein) und in unser Gegenüber (Empathie) ein, zeitgleich kommunizieren wir – das verbessert auch unsere Rhetorik.

5. Selbstgespräche als Ventil

Traurigkeit, Ärger und Frust sollte man nicht in sich hineinfressen. Auch hier können Selbstgespräche dabei helfen, diffuse Gedanken und unliebsame Gefühle zu verarbeiten.

Die Selbstgespräche erlauben es, den Ärger zu formulieren und damit loszuwerden; außerdem können sie dazu beitragen, sich in der Traurigkeit weniger einsam zu fühlen. So sind Selbstgespräche auch ein Ventil bei innerer Spannung.

Sie können Aggressionen reduzieren und dadurch Stress abbauen.

6. Selbstmotivation

Worte können motivieren. Ein „Du schaffst das!“ oder „Gut gemacht“ ist der verbale Schulterklopfer, ein „Ich glaub an dich!“. Ob nun andere an uns glauben oder wir selbst überzeugt sind, dass wir etwas schaffen, ist dabei erst einmal zweitrangig, denn die Wirkung ist die gleiche: Wir fühlen uns gestärkt und packen es an. Diese innere Motivation macht selbstsicherer.

Ein motivierendes Selbstgespräch kann also durchaus weiter anfeuern und dabei unterstützen, ein Ziel besser und schneller zu erreichen. Die innere Ansprache kann aber ebenso demotivieren, denn wer sich regelmäßig als Versager beschimpft, wird sich davon kaum bestärkt fühlen. Aus diesem Grund sind Qualität und Inhalt der Selbstgespräche sehr wichtig.

7. Selbstgespräche beruhigen

Wer im Stau steht und einen Termin hat, kann unruhig und ungeduldig werden. Auch hier helfen Selbstgespräche, wie beispielsweise der Zuspruch, dass es bald weitergeht. Der Stau löst sich dadurch zwar nicht auf, aber wir sind entspannter und weniger gestresst. Und das ist nachweislich spürbar: der Puls geht runter, der Herzschlag verlangsamt sich und wir können wieder klare Gedanken fassen.

8. Leistung und Konzentration werden verbessert

Und weil Selbstgespräche einerseits beruhigen und anderseits motivieren können, werden sie im Rahmen eines Coachings oder Mentaltrainings gerne auch genutzt, um bei Sportlern oder im Beruf die Konzentration und Leistung zu verbessern. Das liegt daran, dass wir ohne Stress und voll motiviert leistungsfähiger sind, weil wir uns sicher und wohl fühlen. Das stärkt den Selbstwert und wir wagen uns mutiger an Probleme heran, um aktiv eine Lösung dafür zu suchen. Selbstgespräche steigern also auch die Leistung und helfen, Probleme schneller und besser zu lösen.

Selbstgespräch – richtiger Umgang mit dem inneren Kritiker

Wie schon erwähnt, entscheiden Inhalt und Qualität darüber, wie ein Selbstgespräch wirkt. Wer wertschätzend und geduldig mit sich selbst spricht, der wird sich gestärkt fühlen und ein gesundes Selbstbewusstsein entwickeln. Auch Menschen mit Depression, zwanghaftem Verhalten oder Ängsten führen regelmäßig innere Gespräche, die jedoch meist demotivierend und sich selbst gegenüber abwertend sind.

Doch auch hier kann mit dem inneren Dialog gearbeitet werden. Gerade in der Psychotherapie wird dieser genutzt, um ein niedriges Selbstwertgefühl zu stärken und zu mehr Selbstvertrauen zu gelangen. Dabei wird erst einmal genauer auf den Inhalt der Selbstgespräche geachtet, um anschließend eine Kommunikation zu üben, die wertschätzend ist. Damit werden Ängste abgebaut und Blockaden gelöst. Diffuse Gedanken werden ausgesprochen oft sehr klar, damit sind die Gespräche meist die Eingangstür zur Lösung eines Problems.

„Gedanken wollen oft - ähnlich wie Kinder und Hunde -, dass man mit ihnen im Freien spazieren geht.“ Christian Morgenstern

13. Themenbereich Depression

Was bedeutet eine Depression und wie entsteht sie?

Was ist eine Depression?

Eine Depression ist eine weit verbreitete psychische Störung, die durch Traurigkeit, Interesselosigkeit und Verlust an Genussfähigkeit, Schuldgefühle und geringes Selbstwertgefühl, Schlafstörungen, Appetitlosigkeit, Müdigkeit und Konzentrationsschwächen gekennzeichnet sein kann.

Sie kann über längere Zeit oder wiederkehrend auftreten und die Fähigkeit einer Person zu arbeiten, zu lernen oder einfach zu leben beeinträchtigen. Im schlimmsten Fall kann eine Depression zum Suizid führen. Milde Formen können ohne Medikamente behandelt werden, mittlere bis schwere Fälle müssen jedoch medikamentös bzw. durch professionelle Gesprächstherapie behandelt werden.

Für eine verlässliche Diagnose und Therapie im Rahmen der primären Gesundheitsversorgung sind keine Spezialisten erforderlich. Die spezialisierte Versorgung ist allerdings für eine kleine Gruppe der Menschen mit komplizierten Depressionen oder für diejenigen erforderlich, die nicht auf die Behandlungen der primären Gesundheitsversorgung ansprechen.

Depressionen setzen oft in einem jungen Alter ein. Sie betreffen häufige Frauen als Männer und Arbeitslose sind ebenfalls stärker gefährdet.

Wie entstehen Depressionen?

Wegbereiter für Depressionen können biologische Faktoren (z. B. Stoffwechselveränderungen im Gehirn), familiäre Bedingungen (z. B. Eltern mit Depressionen) oder belastende Lebenserfahrungen in der Vergangenheit sein. Kommen aktuell belastende oder einschneidende Lebensumstände hinzu (z. B. Trennungen, Tod eines wichtigen Menschen, Arbeitsplatzverlust), können diese „das Fass zum eines Überlaufen bringen".

Auch manche körperlichen Erkrankungen (z.B. Schilddrüsenunterfunktion), bestimmte Medikamente (die „Pille", Antibiotika), oder Alkohol- bzw. Drogenmissbrauch können Depressionen auslösen.

Oft es ist für Betroffene selbst zunächst schwierig, die Erkrankung zu akzeptieren. Sie fühlen sich von ihrem Umfeld unverstanden. Gut gemeinte Empfehlungen wie „Reiß dich zusammen" oder Aufmunterungen wie „Kopf hoch, es wird schon wieder" helfen jedoch nicht. Die Anzeichen einer Depression kommen oft „wie aus heiterem Himmel" und ohne erkennbaren Anlass. Viele fühlen sich deswegen schuldig oder schlecht und denken: „Es ist doch alles in Ordnung, warum geht es mir so schlecht?"

Niemand ist an seiner Depression „selbst schuld". Diese Erkrankung kann jeden treffen. Das Risiko an Depressionen zu erkranken, ist in Abhängigkeit von den genannten Auslösern mehr oder weniger hoch. Bricht die Erkrankung aus, kennt man aber oft aber den Grund nicht oder versteht nicht, warum es gerade jetzt dazu gekommen ist. Unterstützung von anderen (z.B. in einer Psychotherapie) kann aber helfen, diese Gründe herauszufinden oder Bereiche am eigenen Leben zu ändern, die Depressionen auslösen oder aufrechterhalten.

14. Welche Formen von Depression gibt es?

Major Depression = Unipolare Depression

Die Major Depression zeigt sich vor allem durch Niedergeschlagenheit und/oder Verlust von Interesse und Freude an den gewöhnlichen Aktivitäten. Die Symptome treten an den meisten Tagen auf und dauern mindestens zwei Wochen. Die Symptome einer Depression beeinträchtigen alle Bereiche des Lebens, einschließlich Arbeit und soziale Beziehungen und können leicht, mittelgradig und schwer sein.

Dies ist die häufigste Form der Depression. Dabei bestehen über mindestens zwei Wochen mehrere typische Anzeichen wie Niedergeschlagenheit, Erschöpfung, Freud- und Antriebslosigkeit. Je nachdem, wie viele Symptome auftreten und wie stark sie sind, unterscheidet man zwischen einer leichten, mittleren und schweren Depression. Die unipolare Depression, auch Major Depression genannt, ist die häufigste Form der Depression. Typisch sind Niedergeschlagenheit, Freudlosigkeit, Antriebslosigkeit, Verlangsamung, Schuldgefühle, Appetitlosigkeit und Schlafstörungen. Die Krankheit schleicht sich meist über Wochen ein und tritt öfter in so genannten Episoden auf.

Psychotische Depression

In manchen Fällen verlieren Menschen mit einer depressiven Störung das Bewusstsein für die Realität und erleiden eine Psychose. Dazu gehören Halluzinationen (man glaubt, etwas zu sehen oder zu hören, das in Wirklichkeit gar nicht da ist) oder Wahnvorstellungen (unrealistische Annahmen, die von anderen nicht bestätigt werden), sowie der Glaube, man selbst sei böse/schlecht oder man werde beobachtet beziehungsweise verfolgt. Manche Betroffene sind auch paranoid und denken, dass alle gegen sie wären oder meinen, dass sie der Grund von Krankheit oder schlimmen Ereignissen in ihrem Umfeld seien.

Pränatale und postnatale Depression

Während der Schwangerschaft (pränataler Zeitraum) und im Jahr nach der Geburt (postnataler Zeitraum) sind Frauen einem erhöhten Depressionsrisiko ausgesetzt. Auch der Begriff „perinatal" ist vorzufinden. Er beschreibt den Zeitraum ab der Schwangerschaft bis zum ersten Jahr nach der Geburt des Kindes.

Nach einer Geburt erleben viele Mütter unerklärliche Stimmungsschwankungen und Niedergeschlagenheit. Bei manchen Frauen entwickelt sich aus einem solchen „Baby blues" eine sogenannte Wochenbettdepression oder postnatale Depression. Ihre Symptome unterscheiden sich kaum von denen einer klinischen Depression, wie sie auch in anderen Lebensphasen auftreten kann.

Mütter mit einer Wochenbettdepression können sich so schlecht fühlen, dass es ihnen schwerfällt, sich um ihr Kind zu kümmern. Zudem erleben sie oft völliges Unverständnis, denn nach der Geburt eines Kindes wird erwartet, dass die Eltern glücklich sind. Sind sie es nicht, können Selbstvorwürfe und Schuldgefühle, auch gegenüber dem Baby, übermächtig werden.

Die Ursachen für Depressionen in dieser Zeit können komplex sein und sind oft ein Zusammenspiel aus verschiedenen Faktoren. Während der Tage unmittelbar nach der Geburt erleben viele Frauen den sogenannten „Babyblues" – einem emotionalen Stimmungstief in den ersten Tagen nach der Geburt. Dieser ist ein mit den hormonellen Umstellungen einhergehender Zustand, von dem bis zu 80 Prozent der Frauen betroffen sind. Beim "Babyblues" und dem alltäglichen Stress durch Schwangerschaft und Versorgung eines Neugeborenen handelt es sich um normale Erfahrungen. Diese müssen jedoch von der Depression abgegrenzt werden. Eine Depression hält länger an und kann nicht nur die Mutter, sondern auch ihre Beziehung zum Baby, die Entwicklung des Kindes, die Beziehung der Mutter zu ihrem Partner und zu anderen Familienmitgliedern betreffen.

Nahezu zehn Prozent der Frauen leiden während der Schwangerschaft unter Depressionen. Circa 15 bis 20 Prozent der Frauen leiden während des ersten Jahres nach der Entbindung unter einer postnatalen Depression.

Bipolare Störung

Die bipolare affektive Störung ist auch als „manisch-depressive Störung" bekannt, da Betroffene sowohl depressive als auch manische (übertrieben heitere) Phasen erleben. Zwischen diesen Phasen kann der Gemütszustand ausgeglichen sein.

Eine Manie ist das Gegenteil einer Depression und kann unterschiedlich stark ausgeprägt sein. Zu den Symptomen zählen: sich großartig fühlen, voller Energie sein, rasende Gedanken und wenig Schlafbedürfnis haben, schnelles Sprechen, Schwierigkeiten beim Konzentrieren auf Aufgaben, Frustration und Reizbarkeit. In manchen Fällen verlieren Betroffene den Kontakt zur Realität und haben psychotische Zustände. Dabei kann es zu Halluzinationen (das Sehen und Hören von nichtexistierenden Dingen) oder Wahnvorstellungen (zum Beispiel der Glaube an übernatürliche Kräfte) kommen.

Es wird davon ausgegangen, dass die bipolare Störung, im Vergleich zu anderen psychischen Erkrankungen, häufiger familiär bedingt ist. Bei Menschen mit dieser Veranlagung können Stress und Konflikte extreme Stimmungsveränderungen auslösen. Es kommt zudem vor, dass bipolare Störungen fälschlicherweise als Depression, Alkohol- oder Drogenmissbrauch, Aufmerksamkeits-Defizit-Syndrom mit Hyperaktivität (ADHS) oder Schizophrenie diagnostiziert werden.

Die Diagnose ist vor allem dann schwer zu stellen, wenn Betroffene bisher noch keine manische Phase erlebt haben. Es ist daher nicht ungewöhnlich, dass es bei manchen Menschen Jahre dauert, bis sie die richtige Diagnose erhalten. Sind Sie also in Behandlung und haben diese Stimmungsschwankungen erlebt, dann ist es wichtig dies ihrer Ärztin beziehungsweise ihrem Arzt, Ihrer Therapeutin beziehungsweise Ihrem Therapeuten zu erzählen. Circa zwei Prozent der Bevölkerung sind von bipolaren Störungen betroffen.

Menschen mit einer bipolaren Störung durchleben wechselnde Phasen extremer Stimmungsschwankungen: In der einen Phase zeigen sich die typischen Symptome einer Depression. In der anderen Phase schlägt ihre Stimmung ins Gegenteil um: Sie sind plötzlich in Hochstimmung, sehr reizbar und extrem aktiv, dabei selbstbewusst bis zum Größenwahn. Sie schäumen über vor Ideen, sind aber zerstreut und schlafen oft wenig. In diesen euphorischen Phasen verlieren viele Betroffene den Bezug zur Wirklichkeit und geraten in Schwierigkeiten, zum Beispiel wenn sie sich in riskante Abenteuer stürzen oder stark verschulden.

Zyklothyme Störung

Die zyklothyme Störung wird häufig als eine weniger ausgeprägte Form der bipolaren Störung bezeichnet. Betroffene haben über einen Zeitraum von mindestens zwei Jahren chronische Stimmungsschwankungen, wobei sich Phasen der Hypomanie (eine leichte bis mittelgradige Stufe der Manie) und Phasen mit depressiven Symptomen abwechseln. Dazwischen werden sehr kurze Phasen der Normalität erlebt (nicht länger als zwei Monate). Die Symptome sind von kürzerer Dauer, weniger auffällig und nicht so regelmäßig.

Dysthymie

Die sogenannte neurotische Depression weist die gleichen Symptome wie die Major Depression auf. Hier sind sie jedoch weniger ausgeprägt. Bei der neurotischen Depression dauern die Symptome allerdings länger an. Von einer Dysthymie spricht man, wenn eine Person mehr als zwei Jahre diese mildere Ausprägung der Depression hat.

Jahreszeitlich bedingte affektive Störung („Herbst-Winter-Depression")

Bei der saisonal bedingten affektiven Störung handelt es sich um Stimmungsschwankungen, die sich nach den Jahreszeiten richten. Die Ursache der Störung ist unklar. Man geht allerdings davon aus, dass sie mit den Lichtveränderungen der verschiedenen Jahreszeiten zusammenhängt. Kennzeichnend sind Stimmungsstörungen (entweder depressive oder manische Phasen), die in einer bestimmten Jahreszeit beginnen und enden. Am häufigsten wird dabei die Depression beobachtet, die mit Winteranbruch beginnt und mit dem Ende der Jahreszeit aufhört. Gewöhnlich wird die Störung diagnostiziert, wenn die betroffene Person über mehrere Jahre hinweg im Winter die gleichen Symptome zeigt. Betroffene fühlen sich im Allgemeinen energielos, schlafen und essen zu viel, nehmen zu und haben Appetit auf Kohlenhydrate. Die saisonal bedingte affektive Störung kommt häufiger in Ländern mit kürzeren Tagen und längerer Dunkelheit vor, wie in den kalten Klimazonen auf der nördlichen Halbkugel.

Depressionen überwinden - Mit alternativen Therapien zurück ins Leben

Eine Depression ist eine krankhafte psychische Störung, die sich besonders durch ausgeprägte Antriebslosigkeit als auch Niedergeschlagenheit charakterisieren lässt. In den meisten Fällen liegt eine Erkrankung des Gehirnstoffwechsels vor. Da die medikamentöse Behandlung mit Antidepressiva zahlreiche negative Nebenwirkungen zur Folge hat, suchen immer mehr Patienten nach natürlichen Heilungsmethoden. Dieser wissenschaftlich fundierte Artikel soll Ihnen alternative Konzepte erläutern und geht speziell auf die Erkenntnisse der revolutionären Mikronährstofftherapie ein.

15. Ursachen und Auslöser der Depression erkennen und behandeln

Die Diagnose wird allein nach Symptomen und Verlauf gestellt, dabei wird das Erkennen von Ursachen einer Depression oft vernachlässigt.

Die Ursachen einer Depression können sehr vielfältig sein. Es können genetische sowie psychosoziale Ursachen sein, aber auch bestimmte Lebenssituationen, die eine Rolle spielen. Welche sind es, die eine Depression auslösen können?

Anders als bei einem gebrochenen Arm beispielsweise kann man eine Depression meist nicht auf eine einzige Ursache oder einen einzigen Auslöser zurückführen. Vielmehr entwickelt sie sich aus dem Zusammenspiel unterschiedlicher Einflüsse (Faktoren). Es gibt einerseits Faktoren, die zu einer Veranlagung, d.h. einem erhöhten Risiko depressiv zu erkranken, führen. Weiterhin gibt es aktuelle Auslöser, die bei Menschen mit dieser Veranlagung das Auftreten einer Depression bewirken können. Oft wird von Betroffenen die Frage gestellt, ob Depression eine körperliche oder „seelische" Erkrankung ist. Wie bei einer Medaille kann man bei jedem depressiv Erkrankten zwei Seiten betrachten: die psychosoziale Seite und die neurobiologische Seite.

Die beiden Bereiche – psychosozial und neurobiologisch – schließen sich nicht aus, sondern ergänzen sich vielmehr. Das bedeutet, dass eine Depression nicht entweder körperliche (neurobiologische) oder psychosoziale Ursachen hat, sondern vielmehr immer auf beiden Seiten nach Ursachen gesucht und therapeutisch interveniert werden kann. Ähnlich wie bei einer Medaille, die auch immer von zwei Seiten betrachtet werden kann.

Diese alarmierende Zahl zeigt, wie verbreitet Depressionen bei uns sind. Die Diagnose wird allein nach Symptomen und Verlauf gestellt Schwierig wird das Erkennen einer Depression vor allem, weil etwa zwei Drittel der Erkrankten nicht wegen psychischer Symptome zum Arzt gehen, sondern aufgrund körperlicher Beschwerden Zu den häufigsten körperlichen Symptomen zählen Kopfschmerzen, Nacken- und Rückenschmerzen, Schwindel, Magenprobleme und Schlafstörungen.

Zur Behandlung der Depression werden neben Antidepressiva auch reine Psychotherapien ohne Medikation, wie beispielsweise tiefenpsychologische oder verhaltenstherapeutische Verfahren eingesetzt Da aber Termine bei Psychotherapeuten rar und die Wartezeiten oft sehr lang sind, wird bei Depressiven oft schon zu Beginn in die Medikamentenkiste gegriffen Dabei sollte uns bewusst sein, dass bei Patienten mit Depression die Rate der Medikamentenverweigerer bei 50 Prozent liegt'! Hier gibt es in der naturheilkundlich basierten Erfahrungsmedizin einige sehr erfolgreiche Therapieansätze, wodurch chemische Medikamente häufig vermieden werden können.

Die Ursachen einer Depression können vielfältig sein - körperliche, genetische sowie psycho-soziale Aspekte spielen hier eine Rolle Aber auch die aktuelle Lebenssituation ist von Bedeutung Folgende Ursachen können u.a. eine Depression auslösen.

Körperliche Ursachen

- chronische Erkrankungen bzw. Schmerzen,
- Störungen im Hormonhaushalt und/oder des Hirnstoffwechsels,
- Schwere Erkrankungen wie z.B. Krebs oder HIV.

Psychische Ursachen

- Schicksalsschlage wie z B Tod eines Familienmitglieds oder eines Bekannten,
- Dauerhaft Stress im Privat- oder Berufsleben,
- Streitigkeiten und Konflikte in der Partnerschaft,
- Einsamkeit.

Genetische Ursachen

- Einfluss von Umweltfaktoren auf die Genetik,
- Erbliches Risiko eine Depression zu erleiden.

Auch die Symptome einer Depression lassen sich in drei Kategorien einteilen. Eine einzelne Symptomatik lässt in den meisten Fällen noch nicht auf eine Erkrankung schließen. Sollten Sie jedoch mehrere dieser Anzeichen bei sich oder einem Angehörigen bemerken, kann dies auf eine Depression hindeuten. Professionelle Hilfe ist hier entscheidend.

Anzeichen im sozialen Verhalten

- Isolierung; Rückzug aus der Familie oder dem Freundeskreis,
- Probleme in der Partnerschaft.

Körperliche Anzeichen

Schlafstörungen und daraus resultierende Müdigkeit

- Geschwächtes Immunsystem,
- Appetitlosigkeit,
- Übermäßiger Genussmittelkonsum (v.a. Alkohol),
- Verminderte Leistungsfähigkeit.

Psychische Anzeichen

- Geringes Selbstbewusstsein,
- Wenig Begeisterungsfähigkeit,
- Pessimismus,
- Vergesslichkeit,
- Gleichgültigkeitsgefühle.

16. Welche Behandlungsmöglichkeiten von Depressionen kennzeichnen den Erfolg?

Zunächst sollte die Frage beantwortet werden: muss eine Depression immer behandelt werden?

Bei leichten und oder beginnenden Depressionen ist es möglich, zunächst abzuwarten und zu beobachten, ob die Beschwerden von selbst wieder zurückgehen. Beobachten bedeutet, nichts zu tun, sondern engen Kontakt zum Arzt aufzunehmen und regelmäßig den Verlauf der Depression zu kontrollieren. Verstärken sich die Beschwerden und halten sie sogar längere Zeit über an, dann ist es notwendig und an der Zeit, mit therapeutischen Maßnahmen zu beginnen. N

Wie lange dauert eine Therapie?

Bei den Behandlungsmethoden unterscheidet man die „Akuttherapie", „Erhaltungstherapie" und die „Langzeitvorbeugung". Die Akuttherapie dauert in der

Regel bis zu acht Wochen. Ziel ist es, die Symptome soweit zu lindern, dass ein normaler Alltag wieder möglich ist sowie die Dauer der Beschwerden zu verkürzen und weitere Einschränkungen abzubauen.

Die anschließende Erhaltungstherapie dauert in der Regel vier bis neun Monate. Sie soll die Symptome weiter eindämmen bis sie abklingen und den Therapieerfolg erhalten.

Für Menschen mit einem erhöhten Risiko für das Wiederauftreten von depressiven Episoden kommt eine schützende Langzeitbehandlung infrage, um Rückfällen vorzubeugen.

Welche Behandlungsmöglichkeiten von Depressionen haben sich in der Praxis bewährt?

Eine Depression ist zwar eine häufige, dafür aber relativ gut behandelbare Erkrankung.

Bei leichten Depressionen ist in den meisten Fällen eine ambulante Psychotherapie ausreichend, bei mittelgradigen bis schwere Depressionen kommt dagegen meist eine Kombination aus medikamentöser Behandlung und Psychotherapie zum Einsatz.

Bei einer schweren Depression ist jedoch häufig eine stationäre Behandlung in einer psychiatrischen Klinik sinnvoll. Dort kann der Patient intensiver ärztlich betreut werden und erhält eine feste Tagesstruktur, zudem kann die Medikation unter ärztlicher Überwachung gezielt eingestellt werden.

Neben medikamentöser und psychotherapeutischer Behandlung kommen bei einer stationären Therapie häufig weitere Verfahren zum Einsatz, die die Patienten stabilisieren sollen – zum Beispiel Kunst-, Musik- oder Bewegungstherapie.

Antidepressiva: Behandlung von Depressionen mit Medikamenten

Bei der medikamentösen Therapie der Depression spielen Antidepressiva eine zentrale Rolle. Diese sollen das Gleichgewicht der Botenstoffe Serotonin und Noradrenalin im Gehirn wieder herstellen. Entgegen der Befürchtungen mancher Patienten machen diese Medikamente nicht abhängig und verändern auch nicht die Persönlichkeit. Allerdings entfalten Antidepressiva ihre Wirkung meist erst nach zwei bis drei, manchmal auch erst nach sechs Wochen. Zudem können sie am Anfang zu Nebenwirkungen wie Müdigkeit oder Appetitverlust führen. Die Betroffenen müssen also etwas Geduld mitbringen, bis die gewünschte Wirkung eintritt.

Nach Beginn der Behandlung sollten die Medikamente mindestens vier bis sechs Monate eingenommen werden – selbst dann, wenn die Symptome bereits früher wieder abgeklungen sind. Anschließend sollte man mit einem Arzt besprechen, ob das Medikament allmählich wieder abgesetzt werden kann oder ob es zur Vermeidung von Rückfällen längerfristig eingenommen werden soll.

Derzeit gibt es auf dem Markt eine ganze Reihe Antidepressiva, die zum Teil auf unterschiedliche Art und Weise wirken und auch unterschiedliche Nebenwirkungen haben können. Welches Medikament für Patienten am besten geeignet ist, sollte in einem ausführlichen Gespräch mit dem behandelnden Arzt geklärt werden.

Folgende Gruppen von Medikamenten kommen bei einer Depression zum Einsatz:

Wiederaufnahmehemmer:

Selektive Serotonin-Wiederaufnahmehemmer (SSRI), selektive Noradrenalin-Wiederaufnahmehemmer (SNRI) und selektive Serotonin- und Noradrenalin-Wiederaufnahmehemmer (SSNRI): Diese relativ neuen Medikamente verstärken die Wirkung der körpereigenen Botenstoffe Serotonin und Noradrenalin. Sie zeichnen sich durch verhältnismäßig wenige Nebenwirkungen aus.

Trizyklische Antidepressiva:

Diese Wirkstoffe erhöhen ebenfalls die Wirkung der Neurotransmitter Noradrenalin und Serotonin. Sie sind schon seit längerer Zeit auf dem Markt und führen häufiger zu Nebenwirkungen wie Mundtrockenheit, Müdigkeit oder Verstopfung. Daher werden sie heute seltener verschrieben.

Monoamino-Oxidase-Hemmer (MAO-Hemmer):

Diese blockieren das Enzym Monoamino-Oxidase, welches im Normalfall die Botenstoffe Serotonin und Noradrenalin im Gehirn abbaut. MAO-Hemmer gelten als gut wirksam, allerdings müssen die Patienten bei Einnahme eine strenge Diät einhalten, bei der sie zum Beispiel auf Käse, bestimmte Obstsorten, Fisch und Nüsse verzichten müssen, da es sonst zu einem gefährlichen Blutdruckanstieg kommen kann.

Johanniskrautpräparate:

Diese natürlichen Substanzen wirken auf die gleichen Botenstoffe im Gehirn wie die übrigen Antidepressiva. Allerdings müssen die Präparate eine ausreichend hohe Dosis der wirksamen Stoffe enthalten und eignen sich nur zur Therapie einer leichten Depression.

Neuroleptika:

Diese kommen manchmal bei schweren, therapieresistenten Depressionen oder bei Depressionen mit psychotischen Symptomen zum Einsatz, meist in Kombination mit antidepressiven Medikamenten. Niedrigpotente Neuroleptika wirken vor allem beruhigend und werden daher bei ausgeprägter Angst oder Unruhe eingesetzt, während hochpotente Neuroleptika vor allem bei psychotischen Symptomen angewendet werden. Die Medikamente können zum Teil erhebliche Nebenwirkungen haben: u.a. Bewegungsstörungen, Müdigkeit, Gewichtszunahme und Hormonstörungen

Psychopharmaka: Antidepressiva

Psychotherapie

In einer Psychotherapie geht es vor allem darum, depressionstypische Denkmuster, negative Gefühle und passive Verhaltensweisen abzubauen und durch aktivere, positivere Verhaltensmuster zu ersetzen. Es werden verschiedene Therapieansätze unterschieden, die wichtigsten sind die kognitiven Verhaltenstherapie, die interpersonelle Therapie und psychoanalytische bzw. tiefenpsychologische Ansätze.

Die Wirksamkeit der kognitiven Verhaltenstherapie ist in wissenschaftlichen Untersuchungen bisher am besten belegt. Sie besteht bei der Behandlung der Depression aus drei zentralen Elementen. Im ersten Schritt sollen die Patienten wieder eine geregeltere Tagesstruktur aufbauen, in die bewusst angenehme Aktivitäten, aber auch Pflichten eingebaut werden. Dies hilft den Betroffenen, sich weniger zurückzuziehen, wieder positive Erfahrungen zu machen und allmählich zu erleben, dass sie die geplanten Aktivitäten (wieder) schaffen können. Regelmäßige körperliche Aktivität kann dabei dazu beitragen, die Stimmung weiter aufzuhellen.

Der zweite Baustein der Therapie bezieht sich auf den Abbau negativer Denkmuster über sich selbst und die Umwelt – zum Beispiel die Annahme „Ich mache ja sowieso alles falsch, ich kann das nicht". Der Therapeut erarbeitet zusammen mit dem Patienten, woher diese Denkmuster kommen und wie sich diese auf das Verhalten und die Gefühle des Patienten auswirken. Anschließend werden die oftmals einseitigen Sichtweisen systematisch überprüft und schließlich durch angemessenere, realistischere Denkweisen ersetzt. So könnte der Patient nun zum Beispiel zu dem Schluss kommen: „Manchmal schaffe ich etwas noch nicht. Andere Dinge bekomme ich aber schon ganz gut hin.“

Da Patienten mit Depression häufig Schwierigkeiten haben, Beziehungen zu anderen Menschen aufzubauen und beizubehalten, konzentriert sich der dritte Aspekt der Verhaltenstherapie darauf, die sozialen Fertigkeiten der Betroffenen zu trainieren. So üben die Patienten in Kommunikationsübungen und Rollenspielen, mit anderen in Kontakt zu treten, aber auch, eigene Wünsche und Meinungen selbstsicherer zu vertreten. Am Ende der Therapie geht es dann darum, den Therapieerfolg zu stabilisieren und Strategien zu erlernen, um Rückfällen vorzubeugen bzw. beim ersten Wiederauftreten von Symptomen rechtzeitig Maßnahmen zu ergreifen

Auch die Wirksamkeit der Interpersonellen Therapie (IPT) ist in mehreren wissenschaftlichen Studien belegt. Hier stehen die Beziehungen des Patienten zu anderen Menschen im Mittelpunkt der Therapie. Gleichzeitig werden bei der Behandlung schwierige Themen, die mit der Entstehung der Depression zusammenhängen können, aufgegriffen. Dies können der Verlust eines geliebten Menschen oder der Abschluss eines Lebensabschnitts (zum Beispiel das Ausscheiden aus dem Berufsleben) sein, aber auch zwischenmenschliche Konflikte oder Kontaktschwierigkeiten. Diese Themen werden in der Therapie aufgegriffen und in Rollenspielen oder durch den Ausdruck von Gefühlen bearbeitet.

In einer psychoanalytischen bzw. tiefenpsychologisch fundierten Therapie liegt der Schwerpunkt dagegen auf der Analyse der unbewussten inneren Konflikte, die durch negative Erfahrungen in der Kindheit entstanden sind. Diese Konflikte werden bewusst gemacht und sollen dadurch, dass der Patient sie wiederholt durchlebt, aufgelöst werden. Außerdem wird bei dieser Therapieform mehr auf Störungen in den aktuellen sozialen Beziehungen eingegangen

Weitere Therapieformen sind die Gestalttherapie und die Gesprächspsychotherapie. Bei der Gestalttherapie geht es darum, dass der Patient seine Gefühle und Verhaltensweisen bewusster wahrnimmt. Dabei stehen die Arbeit an konkreten zwischenmenschlichen Situationen und die Beziehung zwischen Therapeut und Patient im Mittelpunkt der Therapie. Bei der Gesprächspsychotherapie oder klientenzentrierten Psychotherapie nimmt der Therapeut eine einfühlsame, wertschätzende Haltung ein, die es dem Patienten erleichtern soll, eigene Gefühle, Wünsche und Ziele zu erkennen und selbstbestimmt eine Lösung für seine Schwierigkeiten zu entwickeln.

Auch Kunst-, Musik- oder Tanztherapie können vielen Betroffenen ergänzend zu Medikation und Psychotherapie helfen. Diese Therapieformen kommen vor allem im Rahmen einer stationären Behandlung zur Anwendung. Indem die Patienten zum Beispiel ein Bild malen, musizieren oder sich zur Musik bewegen, haben sie die Möglichkeit, ihre Gefühle, aber auch innere Bilder und Phantasien kreativ auszudrücken. Dies kann bei der Bewältigung negativer Gefühle oder Traumata helfen und zugleich eigene Ressourcen und positive Gefühle fördern

Daneben gibt es verschiedene Behandlungsansätze, die bei Sonderformen der Depression oder bei schweren depressiven Erkrankungen zum Einsatz kommen. Zu diesen gehören:

Schlafentzug:

Dieser wird vor allem bei schweren Depressionen im Rahmen einer stationären Behandlung eingesetzt. Die Patienten bleiben entweder die ganze Nacht oder während der zweiten Nachthälfte wach und dürfen erst wieder in der darauffolgenden Nacht schlafen. Viele Patienten erleben dadurch eine deutliche Stimmungsaufhellung. Diese hält zwar meist nur ein bis zwei Tage an, gibt vielen Betroffenen aber die Hoffnung, dass eine Besserung überhaupt möglich ist.

Elektrokrampftherapie (EKT):

Diese Form der Behandlung kann bei schweren Depressionen zum Einsatz kommen, die auf Medikamente nicht mehr ansprechen. Dabei erhält der Patient unter Narkose einen kurzen elektrischen Stromstoß. Als Nebenwirkung einer EKT können vorübergehende Gedächtnisstörungen auftreten. Nach mehreren Anwendungen kommt es jedoch bei vielen schwer depressiven Patienten zu einem Rückgang der depressiven Symptome. Im Anschluss an die EKT wird dann eine medikamentöse Therapie begonnen, um einen erneuten Rückfall in die Depression zu vermeiden.

Transkranielle Magnetstimulation (TMS):

Dies ist ein relativ neues Verfahren, bei der die Nervenzellen des Gehirns durch ein Magnetfeld angeregt werden. Ob TMS tatsächlich bei Depressionen wirksam ist, wird im Moment noch in Studien untersucht.

Lichttherapie:

Die Lichttherapie wird häufig bei einer Winterdepression als Ergänzung zu Psychotherapie oder Medikation eingesetzt. Der Patient sitzt dabei täglich etwa 30 Minuten vor einem Leuchtschirm, der Licht mit einer Helligkeit von mindestens 2500 Lux ausstrahlt.

17. Behandlungsform durch bewusste Ernährung und gesunde Lebensweise

Depressionen lassen sich mit der richtigen Ernährung besser heilen – von Forschern bewiesen!

Tieftraurig, einsam, müde – in Deutschland leiden rund vier Millionen Menschen an Depressionen. Depressionen sind eine ernstzunehmende Erkrankung, die vom Arzt behandelt werden muss. Doch Forscher haben jetzt bewiesen: man selbst kann mit der richtigen Ernährung die Heilung nachhaltig unterstützen.

Falsche Nahrung kann Depressionen begünstigen

Wie mehrere unabhängige Studien ergaben, besteht ein Zusammenhang zwischen ungesunder Ernährung und dem Risiko, an einer Depression zu erkranken. Forscher der Universität London haben herausgefunden, dass vor allem stark verarbeiteten Nahrungsmitteln lebenswichtige Stoffe fehlen, die unser Körper – und vor allem unser Gehirn – benötigt, um fit und fidel zu sein. Dieser Nährstoffmangel, über einen längeren Zeitraum manifestiert, kann Depressionen begünstigen.

Auch wenn Depressionen unterschiedliche Ursachen haben können, sind die Auswirkungen auf das Gehirn bei allen Patienten ähnlich: Es fehlen chemische Botenstoffe, sogenannte Neurotransmitter. Diese sind für die Weiterleitung der Nervenimpulse zuständig. Bekanntester Vertreter dieser Art ist Serotonin, auch als "Glückshormon" bekannt.

Damit Serotonin gebildet werden kann, benötigt der Körper verschiedene Nährstoffe, darunter essentielle Fettsäuren, Magnesium sowie die Vitamine B6, B9 und B12. Fehlen diese in der Nahrung, kann es zu einem Serotonin-Mangel kommen, der sich im schlimmsten Fall negativ auf das Gemüt auswirkt.

Serotonin kann nicht direkt über die Nahrung aufgenommen werden. Dafür enthalten bestimmte Lebensmittel die Serotonin-Vorstufe Tryptophan, eine Aminosäure, die zum Beispiel in Schokolade enthalten ist. Allerdings müssten diese Lebensmittel in enormen Mengen gegessen werden, um tatsächlich Einfluss auf den Serotonin-Pegel zu nehmen. Es bringt also (leider) nichts, tafelweise Schokolade zu futtern. Doch mit gesunder, abwechslungsreicher Ernährung können die Stoffe, die zur Serotonin-Produktion nötig sind, leicht aufgenommen werden.

Die wertvollen Omega-3-Fettsäuren finden sich zum Beispiel in Leinsamen und Leinöl, aber auch in fetten Fischsorten wie Lachs und Thunfisch. Wie Untersuchungen ergaben, kann die Kombination aus Omega-3-Fettsäuren und Vitamin D den Serotonin-Stoffwechsel zusätzlich positiv beeinflussen. Vitamin D aktiviert nämlich die Bildung von Serotonin aus dem in Lebensmitteln enthaltenen Tryptophan. Die beste Quelle für Vitamin D ist übrigens Sonnenlicht. Also, ab nach draußen!

Tolle Quellen für Vitamin B6 sind Hühner- und Schweinefleisch, Fisch, Getreideprodukte, Kartoffeln, Kohl, Linsen, Feldsalat und Bananen. Gesundes Vitamin B12 steckt zusätzlich in Milch und Eiern. Vitamin B9, besser bekannt als Folsäure, ist vor allem in Spargel, Spinat, Petersilie, Brokkoli, Nüssen und Vollkornprodukten enthalten. Zu den Top-Magnesium-Lieferanten gehören Haferflocken und Hülsenfrüchte.

Bei akuten Stimmungstiefs hilft übrigens eine reine Kohlenhydrat-Mahlzeit, zum Beispiel ein leckeres Vollkornbrot mit Honig. Eiweißreiche Lebensmittel unterdrücken nämlich die Bildung von Serotonin.

Gesunde Ernährung und Depression – über den Zusammenhang von Nahrungsmitteln und Psyche

Der Mensch ist, was er isst – das wusste schon der deutsche Philosoph Ludwig Feuerbach. Tatsächlich konnte bis heute in zahlreichen Studien ein kausaler Zusammenhang von Ernährung und dem Ausbruch einer Depression nachgewiesen werden. Nicht nur präventiv sollte man deshalb auf seine Ernährung achten. Auch bei einer vorhandenen Erkrankung hat die richtige Ernährung die Macht, diese positiv zu beeinflussen.

Immer mehr Studien untermauern mittlerweile die Überzeugung vieler Wissenschaftler, naturheilkundlicher Ärzte und Heilpraktiker, wonach die Ernährungsweise und depressive Erkrankungen unmittelbar miteinander verbunden sind.

Forscher entdeckten einen entgegengesetzten Zusammenhang zwischen dem Depressionsrisiko und dem Verzehr von Folaten, Omega-3-Fettsäuren, einfach ungesättigten Fettsäuren, Obst, Gemüse, Nüssen und Hülsenfrüchten. Die Ergebnisse zeigten eindeutig, dass die Ernährung und die damit verbundene Nährstoffversorgung das Risiko, an Depressionen zu erkranken verringern kann.

Depressionen können durch vielerlei Faktoren ausgelöst werden: Krisen, Verluste, schlimme Kindheitserfahrungen oder genetische Veranlagung. Dies führt zu einem Ungleichgewicht von biochemischen Stoffen – den Neurotransmittern.

In dieser Nahrung fehlen viele lebenswichtige und hirnrelevante Nährstoffe.

Durch eine gesunde und abwechslungsreiche Ernährung, die auf naturnahe und wenig verarbeitete Bestandteile setzt und nährstoffreich ist, kann das Wohlbefinden positiv beeinflusst werden. Diese Ernährung kann auch in der Therapie psych. Erkrankungen unterstützen.

Praktische Tipps für eine gesunde Ernährung

Damit Sie wissen, mit welchen Lebensmitteln Sie sich gesund ernähren können und welche Nahrungsmittel für die Bildung von Neurotransmittern im Gehirn wichtig sind haben wir Ihnen eine praktische Übersicht erstellt.

Neurotransmitter

Dopamin ist ein Neurotransmitter, der bei Mangel sowohl apathisches Verhalten als auch fehlende Liebesfähigkeit hervorrufen kann. In diesem Zusammenhang empfehlen wir Ihnen, viel Geflügel, Banane, Avocado, Nüsse, Paprika, Mohrrüben sowie Schalentiere zu konsumieren.

Depressionen, Gereiztheit und Schlafstörungen können durch zu wenig Serotonin entstehen. Sie können gegen diese Mangelerscheinung vorgehen, indem Sie Kartoffeln, Fenchel, Feigen, Spinat und Tomaten verzehren. In diesen Lebensmitteln befinden sich Vorstufen des Neurotransmitters.

Wenn Sie das Gefühl haben, dass Sie antriebslos und depressiv sind, dann greifen Sie in Zukunft mehr zu Geflügel, Rindfleisch, Fisch, Käse, grünem Gemüse, Avocado, Hafer, Äpfel, Ananas, Banane oder Mandeln. Diese Lebensmittel enthalten Bausteine, aus denen der Körper Noradrenalin bilden kann. Ein Mangel von Noradrenalin kann außerdem zu Übergewicht führen.

Gamma-Aminobuttersäure sorgt für Entspannung und innere Ruhe. Fehlt dem Körper etwas von diesem Neurotransmitter, so kann sich dies bei manchen Menschen als Angststörung und Unruhe auswirken. Gute Gamma-Aminobuttersäure-Quellen sind Weizenkleie und Fisch.

Gesunde Fette

Für den Auslöser einer Depression können auch Nährstoff- und Vitalstoffdefizite – wie ein Mangel an gesunden Fettsäuren – eine Rolle spielen. Wissenschaftliche Untersuchungen haben deutlich gemacht, dass der Ausbruch einer Depression mit einem Mangel an mehrfach ungesättigten Fettsäuren in Verbindung gebracht werden kann. Diese gesunden Fettsäuren sind für Gehirn- und Nervenzellen ein wichtiger Baustein.

Verschiedene, wissenschaftlich belegte Studien zeigen, dass eine regelmäßige Aufnahme von Omega-3-Fettsäure zu einer deutlichen Verbesserung von Depression führen kann. Somit scheint es, dass Depression auch die Folge eines Omega-3-Mangels sein kann.

Etwa 60 % des Trockengewichts unseres Gehirns besteht aus Fett. Gesunde, mehrfach ungesättigte Fettsäuren bilden die Basis für ein gesundes Zellwachstum und gesunden Zellstoffwechsel. Als wertvolle Lieferanten bieten sich hochwertige, natürliche und schonend gepresste Öle wie das Leinöl an. Leinöl ist eine der besten Quellen für hochwertige Omega-3-Fettsäuren.

Damit Ihr Körper von den gesundheitsfördernden Eigenschaften des Leinöls profitieren kann, sollten Sie unbedingt auf Qualität achten. Das Öl sollte aus kontrolliert biologischer Landwirtschaft stammen und am besten schon beim Händler kühl und dunkel gelagert werden (auch zuhause!). Jeden Morgen ein bis zwei Esslöffel Leinöl zu Magerquark und frischem, saisonalem Obst bilden die beste Basis für einen gesunden Start in den Tag und für einen langfristig gedeckten Bedarf an Omega-3-Fettsäuren.

Als Faustregel für eine gesunde Ernährung gilt: Kohlenhydrate (auch Zucker und Alkohol) sind eher ungünstig, ungesättigte Fettsäuren und Vitamine tun uns dagegen gut. Wer sich zum Beispiel an eine mediterrane Ernährung mit Olivenöl, frischen Früchten und Gemüse, Fisch und magerem Fleisch hält, hat mehr vom Leben.

Depressionen sind das neue Volksleiden: Nach neuen Schätzungen der "World Health Organization" (WHO) waren allein im Jahr 2015 350 Millionen Menschen von Depressionen betroffen - das sind mehr Menschen als die gesamte Bevölkerung der Vereinigten Staaten.

Depressionen können viele Ursachen haben. Manche Forscher vermuten, dass die Ernährung bei der Erkrankung eine Rolle spielt.

Die zehn bekanntesten Mangelerscheinungen beeinträchtigen beispielsweise die Gehirnfunktion und das Gedächtnis. Außerdem können sie dazu führen, dass sich Stress und Angst verschärfen.

Aus diesem Grund ist es notwendig, auf die Ernährung zu achten, ohne zu vergessen, dass man bei Stimmungsschwankungen und anhaltender Niedergeschlagenheit den Arzt aufsuchen sollte.

Viele Ärzte betonen, wie wichtig eine ausgewogene Ernährung mit Omega-3-Fettsäuren ist. Denn Omega-3-Fettsäuren halten unsere Gehirnzellen fit. Außerdem schützen sie unser Gehirn vor Entzündungen.

Ihr findet Omega-3-Fettsäuren in fettem Fisch, Eigelb, Öl, Leinsamen und Walnüssen.

Die Vitamine der Gruppe B - wie beispielweise die Vitamine B 6 und B 12 - sind bekannte Gesundmacher. Sie können helfen, das Risiko eines Schlaganfalls zu verringern, unterstützen das Wachstum der Nägel und befeuchten die Haut - sie können aber auch unsere Stimmungen beeinflussen. Nach Angaben des "National Center for Biotechnology Information" kann ein Mangel an B-Vitaminen die geistige Gesundheit erheblich beeinträchtigen. So legt eine Studie nahe, dass ein Mangel an Vitamin B 12 bei älteren Frauen mit Depression in Zusammenhang stehen könnte.

Vor allem Meeresfrüchte, grünes Blattgemüse, Bananen, angereicherte Sojaprodukte, Kleie und rotes Fleisch enthalten größere Mengen Vitamin B.

Nach Angaben der Gesundheitsexpertin Therese Borchard reagieren Patienten, die einen Mangel an Folsäure haben, sehr schlecht auf eine antidepressive Behandlung. Mehrere Studien stützen ihre Aussage. Manche Ärzte verschreiben nun ihren Patienten bei Depressionen auch zusätzlich Folsäure. Im Durchschnitt sollten Erwachsene mindestens 400 mcg Folsäure täglich einnehmen.

Lebensmittel, die ein hohes Maß an Folsäure enthalten, sind: gekochte Bohnen und Linsen, Spinat, Avocado, Brokkoli und tropische Früchte.

Zink ist einer der Nährstoffe, die für die Gesundheit von fast jedem Teil des Körpers benötigt werden. Zink unterstützt nicht nur unser Immunsystem, sondern hat auch einen positiven Einfluss auf die psychische Gesundheit. Das liegt daran, dass es für die Produktion und Funktion von Neurotransmittern benötigt wird, wie der Ernährungsberater und Ernährungswissenschaftler Doug Cook berichtet.

Sehr gute Zinkquellen sind gekochtes, mageres Rindfleisch, Spinat, Kürbiskerne und dunkle Schokolade.

Selen ist notwendig, um die Schilddrüse gesund zu halten und erhöht darüber hinaus das psychische Wohlbefinden. Das liegt daran, dass Selen nicht nur die Aktivierung und Deaktivierung von Schilddrüsenhormonen steuert, sondern auch als Baustein für Gehirnbotenstoffe dient. Außerdem gehört Selen zu den wichtigen Antioxidantien, die den Körper vor freien Radikalen schützen.

Selen findet ihr in Lebensmitteln wie Sonnenblumenkernen, Vollkornbrot, Thunfisch, Paranüssen, Schweinefleisch und Austern.

Magnesiummangel entsteht, weil wir zu viel Alkohol, Zucker, Softdrinks, Antibiotika und Natrium konsumieren - und davon kann jede einzelne Substanz unseren Magnesiumspiegel senken. Experten bezeichnen Magnesium als "Mittel gegen Stress". Das Mineral hilft dem Körper, zu entspannen.

Soja, Linsen, Vollkornprodukte, fettarme Milchprodukte und Nüsse enthalten größere Mengen an Magnesium.

Nicht wenigen Menschen fällt auf, dass sie während der Wintermonate launischer und depressiver werden. Da wir im Winter weniger Sonnenlicht ausgesetzt sind, haben wir oft einen leichten Mangel an Vitamin D. Und dieser Mangel wird mit Depressionen und Angstzuständen in Verbindung gebracht. Die "National Institutes of Health" geben an, dass Erwachsene im Durchschnitt täglich etwa 600 IE Vitamin D erhalten sollten.

Ihr findet Vitamin D beispielsweise in fettem Fisch, Lebertran und Tofu.

Wie Selen ist auch Jod für eine ordnungsgemäße Funktion der Schilddrüse notwendig. Es stärkt das Immunsystem und die Hirnleistung. Darüber hinaus hilft es, die Körpertemperatur zu regulieren. Vor allem aber ist der Nährstoff wichtig für die psychische Gesundheit.

Größere Mengen an Jod enthalten Käse, Salz (angereichert mit Jod), getrocknete Algen, Kartoffeln, Preiselbeeren, Thunfischkonserven, Fischstäbchen und Garnelen.

Vor allem Frauen - insbesondere Schwangere - habe einen erhöhten Bedarf an Eisen. Denn Eisenmangel kann zu Blutarmut führen. Dieser betrifft dann unser Gehirn und macht uns ständig müde.

Wichtige Eisenquellen sind Miesmuscheln, Venusmuscheln, Walnüsse, Kürbiskerne, Sojaprodukte, Geflügelleber und Nüsse wie Cashew-Nüsse und Mandeln.

Aminosäuren sind für unsere psychische Gesundheit essentiell. Jedoch gibt es neun Aminosäuren, die der Körper nicht selbst herstellen kann. Aminosäuren helfen dabei, Neurotransmitter im Gehirn auszugleichen. Sie reduzieren Angstzustände, Panikattacken und Stress.

Aminosäuren findet ihr in Eiern, magerem Fleisch, Milchprodukten und proteinreichen Pflanzen.

18. Einsamkeit überwinden: Die 10 besten Strategien im Kampf gegen das schwarze Loch der Depression

Wer einsam ist fühlt sich leer, verzweifelt, ausgeschlossen, ungeliebt und verlassen. Hier erfährst du 10 wirksame Strategien, wie du deine Einsamkeit überwinden kannst.

Einsamkeit ist ein zutiefst unangenehmes Gefühl, mit dem die meisten Menschen schon einmal Bekanntschaft gemacht haben.

Es ist ein Gefühl von absoluter Leere und Verzweiflung. Betroffene fühlen sich nicht zugehörig, nicht gewollt, ausgeschlossen von der Gemeinschaft, anders, ungeliebt und verlassen.

In Umbruchsphasen erwischt uns dieses Gefühl häufig. Wenn wir gerade umgezogen sind, einen Klassen- oder Jobwechsel vollzogen haben oder einen anderen Neustart wagen. Denn dann verlieren wir unser gewohntes Umfeld, die Menschen, die wir kennen, die vertraute Umgebung, ja nicht selten unser physisches oder emotionales Zuhause.

Aber Einsamkeit kann auch in der gewohnten Umgebung von uns Besitz ergreifen. Und wenn wir nichts tun, um die Einsamkeit zu überwinden, kann sie chronisch werden und krankmachen. Sie führt dazu, dass wir uns mehr und mehr zurückziehen und über kurz oder lang resignieren.

Einsamkeit ist also ein wichtiges Alarmsignal, das darauf hinweist, dass Bedürfnisse nicht mehr erfüllt werden. Es liegt an uns, dass wir uns die Zeit nehmen, herauszufinden, was fehlt, um die Einsamkeit überwinden zu können.

Einsam sein ist nicht gleich Alleinsein

Dabei hat Einsamkeit nicht notgedrungen etwas mit dem Alleinsein zu tun.

Viele Menschen glauben, man kann nur dann einsam sein, wenn man alleine ist, also z.B. keinen Partner oder guten Freund an seiner Seite hat. Aber das ist so nicht richtig.

Ich kann alleine und sehr zufrieden sein.

Nicht alle Singles sehnen sich nach einer neuen Partnerschaft. Viele freuen sich auch über die neu gewonnenen Freiheiten und das Gefühl, nur für sich selbst verantwortlich zu sein. Manche blühen regelrecht auf und haben große Freude daran, Zeit mit sich selbst zu verbringen.

Wieder andere brauchen keinen großen Freundeskreis und häufige Treffen, sondern sind gerne für sich allein und haben ihre Ruhe.

Allein zu sein heißt also noch lange nicht, dass man sich einsam fühlt.

Genauso gut kann ich von Menschen umgeben sein und mich dennoch einsam fühlen.

Unabhängigkeit davon, ob ich einen Partner an meiner Seite habe oder mir zehn Freunde gerade meine Geburtstagstorte überreichen. Ich kann die Kerzen auspusten, ihnen beim Feiern zusehen und mich trotzdem vollkommen verlassen fühlen.

Einsamkeit hängt also nicht davon ab, ob andere dich mögen oder den Kontakt mit dir suchen. Es hängt vielmehr davon ab, was du selbst über dich und deine Mitmenschen denkst.

Ob du dich einsam fühlst oder nicht hängt also im Wesentlichen von deiner Einstellung ab.

Die Ursachen der Einsamkeit

„Einsamkeit ist eine Gefängniszelle, die sich nur von innen öffnen lässt." – Alfredo Le Mont

Menschen, die einsam sind, glauben nicht liebenswürdig zu sein. Sie haben jede Menge negative Gedanken über sich selbst.

„Ich bin allen egal"

„Ich bin nicht attraktiv"

„Niemand versteht mich"

„Mit mir stimmt etwas nicht"…

… sind die typischen Sätze, die sich einsame Menschen vorsagen.

Die Ursachen der Einsamkeit liegen also größtenteils in einem geringen Selbstwertgefühl: Wenn du dich selbst nicht magst und glaubst, dass du nichts zu geben hast, grenzt du dich von anderen künstlich ab.

Du machst dich zu „anders", „nicht gut genug" etc.

Damit einher geht häufig eine große Angst vor Zurückweisung und die Unfähigkeit mit dir selbst alleine zu sein.

Wenn du gar nicht aus dir herauskommst, Angst hast Menschen anzusprechen oder nur auf Fragen zu antworten, wirst du es natürlich auch schwer haben Kontakte zu knüpfen.

Extreme Schüchternheit spielt der Einsamkeit somit in die Karten. Denn allzu leicht bilden sich dann wieder Gedanken heraus wie: „mich mag keiner“ und „alle halten mich für komisch.“

In manchen Fällen kann deine Einsamkeit auch durch zu hohen Erwartungen begünstigt sein. Wir wünschen uns nur allzu gerne das strahlende Gesamtpaket: Ein Freund, der all unsere (emotionalen) Bedürfnisse befriedigt oder besser noch, ein Partner, der das tut.

Aber diese Person existiert nicht. Stattdessen finden wir uns mit einem Freund wieder, mit dem wir gut spazieren gehen können, einer Freundin, mit der wir über unser Liebesleben reden und einem Freund, der unsere Vorlieben für Actionfilme teilt.

Meist gibt es dann noch das ein oder andere Bedürfnis, für das sich keine Person findet und schon könnten wir den ganzen Haufen „angeblicher“ Freunde wieder verteufeln.

Einsamkeit drückt also auch eine Unzufriedenheit über die bestehenden Kontakte aus.

Aber verlangen wir damit nicht zu viel von unseren Freunden? Und was ist mit uns selbst? Tun wir denn genug für unsere Freundschaften? Bemühen wir uns wirklich neue Bekanntschaften zu schließen?

Erwarte also nicht, dass andere Menschen dich glücklich machen oder das du deine Einsamkeit überwinden kannst, wenn du einen Partner oder Freund findest.

Einsamkeit überwinden: Die 10 besten Strategien

Was wirklich hilft Einsamkeit zu überwinden, verrate ich dir jetzt:

1. Lerne mit dir allein zu sein

Bevor du Kontakt zu anderen suchst, solltest du den Kontakt zu dir selbst herstellen. Statt dich abends davor zu fürchten in eine leere Wohnung zu kommen, mache ein positives Ritual daraus:

Nimm dir jeden Abend eine halbe Stunde oder Stunde Zeit, in der du nur deinen Gedanken nachhängst und dich mit deinen Träumen, Zielen und Visionen beschäftigst.

2. Sei gut zu dir selbst

Du brauchst keine zweite Person, um dich zu verwöhnen. Du darfst dir auch selbst etwas Aufwendiges kochen, ein Bad einlassen oder ein paar Kerzen anzünden.

Zeig dir, dass du dir selbst gut genug bist und gönn dir, was auch immer du brauchst.

3. Geh allein aus

In amerikanischen Filmen als Zeichen gesellschaftlichen Versagens angeprangert, ist das alleinige Ausgehen eine spannende Erfahrung und Selbstverständlichkeit. Du willst einen Kinofilm sehen, aber niemand hat Zeit oder deine Freunde interessiert der Actionfilm nicht?

Dann verabrede dich mit dir selbst.

Kauf dir ein Ticket. Genieße die Vorfreude auf das Event und zelebriere das Date mit dir allein mit allem, was dazugehört.

Ich war z.B. mal allein in der Oper. In der Pause fühlte es sich zwar etwas befremdlich an niemandem zum Reden zu haben, aber gleichzeitig fühlte ich mich auch unglaublich stark und selbstbewusst.

4. Finde deinen Sinn

Welche Dinge haben für dich eine Bedeutung? Was ist dir wichtig? Was möchtest du mit deiner Zeit hier auf Erden anstellen?

Gefühle von Einsamkeit verschwinden, sobald du etwas gefunden hast, das für dich eine Bedeutung hat. Dafür stehst du jeden Morgen auf. Das ist dein Interesse, dein Sinn. Das bist wirklich du.

5. Such dir ein Projekt

Wie steht es eigentlich um deine Wohnung? Fühlst du dich darin richtig wohl oder wolltest du schon länger mal das ein oder andere optimieren? Vielleicht das Bett umstellen, neue Bilder an die Wände hängen und eine Lampe mit warmem Licht kaufen?

Jetzt ist die perfekte Zeit dafür.

Ebenfalls beliebte Projekte: Ordnerchaos sortieren, Keller entrümpeln, Kleiderschrank ausmisten oder Grundreinigung durchführen.

Diese Tipps werden dir bereits guttun und deiner Einsamkeit den Garaus machen, noch bevor du überhaupt Kontakt zu anderen Menschen aufgenommen hast.

Aber weil wir Menschen nun mal soziale Wesen sind und uns nach Austausch und Nähe mit anderen sehnen, folgen hier noch mal fünf Tipps, die dich aus deinem Schneckenhaus herausholen.

6. Nimm Kontakt auf

Vielleicht findest du auf dem Weg in den Supermarkt nicht gleich deinen Seelenverwandten, aber es tut der Seele auch gut einen Plausch mit deinem Nachbarn oder der Verkäuferin zu halten.

Einfach ein kleiner freundlicher Austausch, der dir zeigt, dass du nicht allein auf dieser Welt bist.

7. Biete deine Hilfe an

Wenn du der älteren Dame über die Straße hilfst oder deiner schwangeren Nachbarin die Einkaufstüten hochträgst, erhältst du dadurch nicht nur ein Lächeln und ein aufrichtiges Dankeschön.

Du machst auch die Erfahrung gebraucht zu werden und dass deine Taten einen Einfluss haben.

8. Such dir ein Hobby

Du kannst dich einem Sportverein anschließen oder einen Kurs an der Volkshochschule belegen. Egal, was du tust, du lernst darüber neue Leute kennen, die deine Interessen und Leidenschaften teilen.

Das ist ein wunderbarer Gesprächseinstieg und eine gute Basis für interessante Kontakte.

9. Werde ehrenamtlich aktiv

Noch eine wunderbare Möglichkeit unter Menschen zu kommen, etwas Sinnvolles zu tun, anderen eine Freude zu bereiten und Zuneigung und Nähe zu erhalten.

Auch hier sind die Möglichkeiten förmlich unbegrenzt. Du kannst Hunde aus dem Tierheim ausführen oder Kindern spannende Geschichten vorlesen.

Egal, für was du dich entscheidest. Du wirst dich danach garantiert besser fühlen.

10. Pflege deine Kontakte

Menschen sind schon ein komisches Völkchen. Wir fühlen uns einsam, aber melden uns gleichsam nie bei unseren Freunden und Bekannten. Wir sind unzufrieden mit unseren Freundschaften, aber tragen von unserer Seite auch nichts dazu bei sie zu verbessern. Wie sollen wir da unsere Einsamkeit überwinden?

Ruf doch einfach mal wieder einen guten Freund oder alten Bekannten an. Zeige Interesse an seinem Leben. Rede nicht von deinen Problemen, sondern lass es um ihn gehen.

Er wird sich über deine plötzliche Kontaktaufnahme und dein Interesse freuen und du erlebst wieder einen positiven Kontakt zu deinen Freunden.

Beim Thema Einsamkeit überwinden geht es also sowohl darum, mit dir selbst eine positivere Beziehung herzustellen, als auch darum, auf andere Menschen zuzugehen.

19. Wenn ich mich einsam fühle

Können Sie allein sein, ohne sich dabei einsam zu fühlen? Wir erklären, was die Vorteile des Alleinseins sind - und wieso man sich nicht davor fürchten muss.

Jeder ist einmal allein, jeder fühlt sich mal einsam. Das muss jedoch nicht miteinander zusammenhängen. Soziologin Dr. Caroline Bohn erklärt, was der Unterschied zwischen Alleinsein und Einsamkeit ist – und warum sie zwar gemeinsam auftreten können, aber keineswegs müssen. Und es deshalb auch gar nicht verkehrt ist, das Alleinsein ab und an zu suchen.

Der Unterschied von Alleinsein und Einsamkeit

“Alleinsein” und “Einsamkeit” werden häufig miteinander verwoben und bedeutungsgleich verwendet. Dabei bezeichnen sie eigentlich zwei ganz unterschiedliche Dinge.

Alleinsein ist objektiv gesehen nichts weiter als ein Zustand. Ich kann beispielsweise alleine in meinem Büro sitzen und arbeiten oder ich kann alleine etwas unternehmen, und zwar ohne mich einsam zu fühlen. Einsamkeit hingegen ist ein Gefühl und beschreibt mein inneres Befinden.

Ich fühle mich dann von der Welt verlassen und ungeliebt. Ich habe das Gefühl, zu niemandem zu gehören und irgendwie anders als alle anderen zu sein. Das hat aber nicht zwingend etwas mit Alleinsein zu tun. Ich kann mit vielen Menschen zusammen sein und mich trotzdem zutiefst einsam fühlen.

Wir geben weder vor uns selbst noch vor anderen gerne zu, dass wir einsam sind. Das liegt daran, dass Einsamkeit häufig schambesetzt ist.

Die Angst vor der Einsamkeit

In der Regel haben die meisten gar nicht so viel Angst vor dem Alleinsein, auch wenn sie das vielleicht sagen. Dahinter steckt vielmehr die Angst vor der Einsamkeit, also vor diesem fröstelnden Gefühl innerer Leere und Verlassenheit.

Hier schwingt immer die Angst mit, nicht mehr integriert, sondern von der Welt ausgeschlossen zu sein. Viele Menschen, die sich einsam fühlen, sagen zwar häufig: „Ich fühle mich allein“. Doch wie wir gerade festgestellt haben, kann man sich gar nicht alleine fühlen. Es müsste eigentlich heißen: „Ich fühle mich einsam”, aber genau das zuzugeben, ist für viele ein Problem.

Einsamkeit ist nicht nur negativ. Erfahre hier, was du alles aus dem intensiven Gefühl lernen kannst.

In unserer Gesellschaft, in der wir ständig miteinander kommunizieren, erscheint es vielen seltsam, wenn man einsam ist. Und wenn man dann auch noch einsam ist, obwohl man viele Kontakte hat, stößt man auf noch mehr Unverständnis der Umgebung. Wir haben leider verlernt, mit Einsamkeitsgefühlen umzugehen, und zwar sowohl mit unserer eigenen Einsamkeit, als auch mit der Einsamkeit anderer Menschen. Deshalb ziehen wir uns auch zurück, wenn wir mit Einsamkeit konfrontiert werden. Das macht uns Angst und zeigt, wie mächtig dieses Gefühl ist.

Einsamkeit überwinden

Es mag paradox klingen, aber es kann auch hilfreich sein, sich bewusst im Alleinsein zu üben, um möglichen Einsamkeits-Gefühlen vorzubeugen und sich von ihnen nicht überraschen zu lassen.

Oft wird Alleinsein aus der Angst heraus gemieden, dass gleichzeitig Einsamkeits-Gefühle auftreten könnten. Aber weder Alleinsein noch Einsamkeit werden wir in unserem Leben vermeiden können. Es gibt immer wieder Lebensphasen, in denen wir alleine und auch einsam sind. Gerade in Übergangsphasen ist dies oft der Fall.

Vielleicht bekomme ich einen Job in einer fremden Stadt und der Weg in die Heimat ist viel zu weit, um ihn jedes Wochenende zu fahren. Selbst wenn ich mich über die neue Arbeitsstelle freue, werde ich mich vielleicht anfangs fremd fühlen und merken, wie schwer es ist, sich einen neuen Freundeskreis aufzubauen.

All das das braucht Zeit und bringt auch Unsicherheiten mit sich. In dieser Zeit ist es keineswegs ungewöhnlich, sich einsam zu fühlen. Wir sollten uns zugestehen, dass solche Phasen im Leben völlig normal und auszuhalten sind – übrigens auch im Hinblick auf das Alter.

Es ist wichtig, dass wir unsere Aufmerksamkeit nach innen richten, statt uns ständig mit Aktivitäten abzulenken.

Wir sollten uns immer wieder fragen: Wer bin ich und was will ich? Was sind meine Wünsche und meine Sehnsüchte? Viele vermeiden das, weil manchmal auch schmerzvolle Erinnerungen hochkommen oder sich Zukunfts-Ängste entwickeln. Doch gerade dann ist es wichtig, sich mit sich selbst auseinanderzusetzen und neue Kompetenzen zu entwickeln.

Warum entsteht Einsamkeit?

Einsamkeit ist ein komplexes Gefühl und taucht in ganz unterschiedlichen Situationen auf. Manchmal überwältigt sie uns auch nur für einen kurzen Moment. Vielleicht schauen wir uns gerade ein Gewitter an und plötzlich merken wir, wie sich Einsamkeitsgefühle einstellen.

Andere Situationen der Einsamkeit können sein, wenn wir unsere Arbeit verlieren oder gerade eine Trennung hinter uns haben.

Dann sind Einsamkeitsgefühle ganz natürliche Reaktionen auf dieses bestimmte Ereignis. Letztlich können jedoch jegliche Veränderungen in unserem Leben Einsamkeitsgefühle auslösen. Selbst ein schönes Ereignis, wie die Geburt eines Kindes, kann ein Einschnitt sein, der uns anfangs überfordert und einsam machen kann. Gerade in solchen Fällen treffen wir leider schnell auf Unverständnis.

Einsam in einer Beziehung oder Gruppe

Es gibt auch sehr viele Menschen, die sich in ihrer Partnerschaft einsam fühlen! Dann will uns die Einsamkeit etwas sagen. Vielleicht, die Beziehung genauer zu hinterfragen oder den Schritt zu wagen, wieder neue, eigene Wege zu gehen.

Auch in Anfangssituationen, also wenn wir zum Beispiel auf eine Party gehen, auf der wir niemanden kennen, kann uns das Einsamkeitsgefühl erfassen. Zumindest so lange, bis wir mit jemandem ins Gespräch gekommen sind und merken, wie wir uns langsam entspannen.

Einsamkeit ist übrigens kein isoliertes Gefühl, sondern geht immer mit anderen Gefühlen einher, wie Sehnsucht, Hoffnung und auch Angst. Schwierig wird es, wenn Einsamkeit chronisch wird. Einsamkeit wird dann fast schon zu einer Lebensbegleiterin, also zu einem Gefühl, das ständig da ist.

Was tun bei Einsamkeit?

Einem einsamen Menschen wird von Freunden oder Bekannten oft geraten, doch mehr unter Leute zu gehen und sich neue Kontakte zu suchen. Allerdings kostet das sehr viel Überwindung und Kraft. Außerdem sind die Erwartungen einsamer Menschen in der Regel sehr hoch. Viele fühlen sich nach einem Partybesuch noch viel einsamer, weil es so frustrierend ist, in die leere Wohnung zurückzukehren und schon wieder keine neuen Kontakte gefunden zu haben. Hier rate ich:

Tipp: Wenn Sie einsam sind und sich überwinden, unter Menschen zu gehen, dann erkennen Sie sich genau das an. Es geht nicht darum, fünf neue Bekanntschaften gemacht zu haben. Was zählt ist, dass Sie den Schritt gewagt haben, überhaupt rauszugehen.

Es geht also darum, einen Moment vorher anzusetzen und sich unbedingt jeden kleinen Schritt anzuerkennen. Gerade in einsamen Zeiten sollten wir ganz besonders freundlich und fürsorglich zu uns selbst sein.

Alleinsein lernen und Gemeinschaft üben

Ich hatte vorhin schon erwähnt, dass es sehr hilfreich sein kann, Zeit alleine zu verbringen, um sich im Alleinsein zu üben und den eigenen Wünschen und Bedürfnissen zu lauschen. Doch wie alles hat das natürlich auch zwei Seiten: Denn wenn jemand sehr oft alleine ist und die Stille zu schätzen gelernt hat, dann kann es auch sein, dass ihm irgendwann gelebte Gemeinschaft und der Lärm, der damit verbunden ist, schnell zu viel wird.

Es ist eben immer ein Balanceakt, den wir zu bewältigen haben. Auch in einer Partnerschaft tut es übrigens gut, mit sich allein sein zu können, denn sonst werden die Ansprüche an den anderen irgendwann viel zu hoch. Wenn ein Paar zusammenlebt, jeder aber auch innerhalb der Wohnung Zeit für sich alleine verbringt, dann sind beide nicht so drängend auf die Zweisamkeit angewiesen. Außerdem geben sich die Partner gegenseitig mehr Freiraum, was fraglos wohltuend für jede Beziehung ist. Es geht hier um das notwendige Wechselspiel zwischen Nähe und Distanz.

Social Media und Einsamkeit

Und was die neuen Medien betrifft, so gelten auch hier die zwei Seiten einer Medaille. Besonders Menschen, die eher schüchtern sind, profitieren davon und können über die sozialen Netzwerke ihre schwächer ausgeprägten sozialen

Kompetenzen ausgleichen. Doch der Umgang mit den neuen Medien kann auch dazu führen, dass wir vorhandene Fähigkeiten wieder verlieren oder sie sich gar nicht erst entwickeln. Das ist schade, denn schließlich ist es wichtig zu wissen, wie man ein Gespräch beginnt oder auf jemanden zugeht.

Letztlich brauchen wir einen Wechsel zwischen Rückzug und Geselligkeit, um bei uns selbst zu bleiben, aber auch, um gesellschaftlich eingebunden zu sein.

20. Die drei Phasen der Einsamkeit

1. Die momentane, vorübergehende Einsamkeit

Die Einsamkeitsgefühle dauern nur kurze Zeit und sind eine Reaktion auf äußere Umstände wie beispielsweise einen Umzug, einen Krankenhausaufenthalt, Arbeitslosigkeit, den Auszug der Kinder. Ausgelöst durch diese Ereignisse können wir von dem Kontakt mit anderen uns vertrauten Menschen abgeschnitten sein.

Diese Phase der Einsamkeit ist nicht schädlich, sondern kann hilfreich sein, um uns an neue Umstände anzupassen.

Sie deutet eine Veränderung in unserem Leben an.

2. Der langsame Rückzug

Die Einsamkeit beginnt, unser Dauerbegleiter zu sein. Unsere Fähigkeiten, Kontakt aufzunehmen und uns mit anderen Menschen zu unterhalten, nehmen langsam ab.

Wir verlernen zu lächeln und über Alltäglichkeiten zu reden.

3. Die chronische Einsamkeit

Die Einsamkeitsgefühle dauern Monate oder gar Jahre. Wir versteinern.

Unsere Fähigkeiten, Kontakt aufzunehmen und Beziehungen aufrechtzuerhalten, für andere attraktiv zu sein, Anerkennung anzunehmen und zu geben, sind verschwunden.

21. So krank macht die Einsamkeit

Weihnachten weckt in vielen die Vorfreude auf Gemütlichkeit und Besinnlichkeit, traute Zweisamkeit oder gemeinsame Stunden im Familienkreis. Für viele Singles hingegen ist der Gedanke an die herannahenden Festtage quälend, weil sie alleine sein werden. Das kann schlimme Folgen für die Gesundheit haben.

In jedem dritten Haushalt in Deutschland lebt ein Single. Neben einem Großteil alter Menschen, die ihren Partner bereits verloren haben, steigt bereits seit Jahren die Zahl junger Alleinlebender. Beinahe 18 Prozent sind jünger als 30 Jahre, so ermittelte das Statistische Bundesamt. Forscher prognostizieren einen immer weiter steigenden Anteil. In Zeiten, in denen andere enger aneinanderrücken, erleben sie eine zehrende Einsamkeit. Die findet ihren Niederschlag: Mehr als jeder dritte Single fühlt sich in der Weihnachtszeit melancholisch, ermittelte eine Umfrage der Partnervermittlung Elite Partner. Wenn der Festtagsblues sie packt, verkriechen sich die Betroffenen auf dem Sofa. Zurückgezogen und allein hoffen sie unangenehmen Situationen zu entgehen, denen sie in Gesellschaft oft ausgesetzt sind. Zu den größten Stimmungskillern zählen neben bohrenden Fragen nach dem eigenen Beziehungsstatus Feiern in den Kreisen vergnügter Pärchen.

Einsam unter Menschen

Für manche ist die ständige Konfrontation mit dem Glück anderer derart bitter, dass sie sich sozial vollkommen zurückziehen. "Es kann passieren, dass Menschen in Einsamkeit selbst zu sich die innere Verbindung verlieren. Es ist ein furchtbar quälendes Gefühl, sich allein mit seinen Sorgen zu fühlen", sagt die Pulheimer Ärztin und Psychoanalytikerin Dunja Voos. Einsam zu sein ist jedoch weit mehr als ein trauriges Gefühl. Auch ohne soziale Isolation kann man Vereinsamung empfinden. Wie verbreitet diese Empfindung ist, untersuchte der amerikanische Hirnforscher Dr. John T. Cacioppo im Jahr 2010. Vier von fünf unter 18-Jährigen fühlen sich manchmal allein. Unter den über 65-Jährigen ist der Anteil mit 40 Prozent deutlich geringer. Rund 15 bis 30 Prozent der Bevölkerung seien chronisch einsam, hält der Forscher fest.

Forschung ermittelt psychische und körperliche Risiken

Längst haben neben ihm zahlreiche Mediziner und Psychologen genau unter die Lupe genommen, was das mit dem sozialen Wesen "Mensch" macht. In vielen Studien ist belegt: Einsamkeit macht krank. Depressionen, Angsterkrankungen, Essstörungen wie Bulimie oder Anorexie und andere psychische Krankheiten können die Folge sein. Wie erdrückend dieses Gefühl sein kann, zeigt sich auch in der höheren Verletzlichkeit sozial isolierter Menschen.

Sie schlafen schlechter und klagen eher über psychosomatische Beschwerden wie Verspannungen im Rücken-, Nacken oder Kieferbereich. Auf der Liste der möglichen Auswirkungen tauchen zudem diffuse Schmerzempfindungen oder Bauschmerzen auf. Das scheint noch vergleichsweise harmlos gegen das, was eine neue Studie zu Tage brachte: Allein zu sein kann tödlich sein.

Die wichtigsten Antworten zum Thema Depressionen

Sterberisiko Einsamkeit

Das Sterberisiko steigt selbst dann, wenn sich der Betroffene selbst gar nicht allein fühlt, so das Ergebnis einer britischen Untersuchung. Die Forscher untersuchten dazu rund 6.500 Menschen ab einem Alter von 52 Jahren. Eine aktuelle epidemiologischen Untersuchung des Neurowissenschaftlers Cacioppo erklärt, warum das so sein könnte. Einsame Menschen haben demnach ein schwächeres Immunsystem. Hervorgerufen wird das durch überaktive Entzündungsgene, die sich in ihrem Blut mehr finden als im Serum anderer.

Wie sehr sich die Qualität sozialer Beziehungen konkret auf die Sterberate auswirkt, hat eine Metaanalyse aus 148 Studien gezeigt, die drei Wissenschaftler der University of North Carolina at Chapel Hill und der Brigham Young in Provo im Jahr 2010 durchführten. Das schockierende Ergebnis hier: Einsamkeit schadet der Gesundheit ähnlich stark wie der tägliche Konsum von 15 Zigaretten. Außerdem ziehen die Forscher nach der Auswertung von 300.000 Patientendaten weitere Vergleiche zu gesundheitsschädlichem Verhalten: Vereinsamung sei ebenso schädlich ist wie Alkoholmissbrauch. Sie ist doppelt so gefährlich wie starkes Übergewicht. Außerdem leben einsame Menschen mit einem höheren Gesundheitsrisiko als Personen, die keinerlei Sport machen.

Die Liste der Gesundheitsgefahren ist lang. Bluthochdruck gilt ebenso als ein mögliches Begleitphänomen wie erhöhte Werte beim Stresshormon Cortisol. Einsamkeit sorgt also im Rückschluss für einen hohen Stresslevel. Vor diesem Hintergrund verwundert auch die Aussage der Pulheimer Ärztin nicht: "Außerdem belastet Vereinsamung das Herz."

Isolation wirkt sich nicht nur auf den körperlichen Gesundheitszustand aus, sondern ebenso auf die geistigen Fähigkeiten. So wies der Neuropsychologe Robert Wilson vom Rush Alzheimer's Disease Center in Chicago nach, wie anfällig Langzeitvereinsamte für Erkrankungen des zentralen Nervensystems sind. Sie werden vergesslicher und haben ein doppelt so hohes Risiko an Alzheimer zu erkranken.

Wer aber wird zum Einsamen?

Bei der Suche nach dem typisch Einsamen zeigt sich, "dass das Klischee vom seltsamen, einsamen Kauz oft nicht passt. Häufig sind es nicht die alten oder kranken Menschen, sondern junge, attraktive und beruflich erfolgreiche", sagt die Pulheimer Psychoanalytikerin. Die Gründe für das Alleinsein sind mannigfach: Gescheiterte Beziehungen, plötzliche Schicksalsschläge wie zum Beispiel ein Unfall oder eine schwere Erkrankung sie darstellen können sowie Bindungsangst. Aus ihrer Arbeit weiß Dunja Voos von vielen jungen Menschen zu berichten, die den Kontakt zu den Eltern abgebrochen haben. Oft bleibt die belastende Situation ein Familiengeheimnis "Beide Seiten schämen sich dafür. Werden die Eltern nach ihren Kindern gefragt berichten sie von Geschäftsreisen", sagt die Psychoanalytikerin.

Was aber ist der Grund für zahlreiche zerbrochene Eltern-Kind-Beziehungen und zunehmende Vereinsamung? "Den meisten Einsamen fehlt es an guten Bindungen", sagt Dunja Voos. Oft fehlen die schon in frühen Jahren. "Immer mehr Familien greifen auf Ganztagsschulen und Betreuungsangebote in Kindertageseinrichtungen zurück und verbringen in Folge dessen immer weniger Zeit mit dem eigenen Nachwuchs", erklärt sie. Das rächt sich auch nach Auffassung des deutsche Kinder- und Jugendlichen Psychiaters Karl Heinz Brisch. In einem Interview mit der Süddeutschen Zeitung stellt er die Auswirkungen dar, die das seiner Meinung nach hat. Unter Obhut immer wechselnder Betreuung und fern von den Eltern kommt die emotionale Bindung zu kurz. "Darum gehen die Forscher davon aus, dass die Zahl bindungsgestörter Menschen weiterwächst", sagt Ärztin und Psychotherapeutin Dunja Voos. In anderen Ländern wie Frankreich oder England sei das Ergebnis immer knapper werdender Zeitressourcen, die Eltern mit ihren Kindern verbinden sehr deutlich: "Sie haben viel mehr Probleme. Auch die niederländischen Mütter kämpfen für das deutsche System und verstehen gar nicht, warum man das versucht abzuschaffen", sagt Voos.

Das hilft gegen Einsamkeit

Manchmal sind die Probleme, die zur Vereinsamung geführt haben tief verwurzelt. Die schnelle Lösung gibt es nicht. Man muss sich ganz viel Zeit geben", sagt Voss. Menschen, die hoffnungslos darin versinken, sollten psychologische Hilfe in Anspruch nehmen. "Allein die Tatsache, mit jemandem über die eigene Situation zu sprechen, kann der Motor zur Veränderung sein. Die Betroffenen fühlen sich verstanden. Das kann wie ein Motivationsschub wirken, auch andere Kontakte wieder aufzunehmen.

Das Patentrezept aber bieten auch Therapeuten nicht. Während es dem einen hilft, seine Fühler nach außen zu strecken und in einem Verein oder Chor Anschluss zu suchen, lässt das in den anderen erst rechten Gefühlen von Vereinsamung aufkeimen. "Ganz wichtig ist das verbindende Element zwischen zwei

Menschen", sagt die Psychoanalytikerin. So kann eine Selbsthilfegruppe für einsame Menschen eine Unterstützung sein, wenn sich dort Betroffene finden, die Interessen oder Ansichten teilen. Stimmt die Chemie zu niemandem, wird man dort voraussichtlich wenig Potential herausziehen können, meint die Expertin.

Vielen helfen die sozialen Netzwerke oder ein Haustier bei der Kontaktaufnahme. Wichtige Grundvoraussetzung für alle Bemühungen jedoch sei, sich selbst zu erlauben, auch mal einsam zu sein, sagt Voos. "Man muss das nicht immer gleich bekämpfen. Es kann wie Ausschlafen sein. Danach findet man den Mut, daran zu glauben, dass es auch wieder aufhört."

22. Wie kann man einer Depression vorbeugen?

Eine Depression ist die am häufigsten diagnostizierte psychische Erkrankung. Es handelt sich dabei um eine Störung die durch eine gedrückte Stimmung, fehlenden Antrieb und einer regelrechten Freud- beziehungsweise Gefühllosigkeit einhergeht.

Es erleiden schätzungsweise 10 bis 25 % der Bevölkerung einmal im Leben eine solche depressive Phase. Diese sollte bestenfalls vom Patienten selbst, andernfalls von Angehörigen, Freunden oder einem behandelnden Arzt erkannt werden.

Die Ursache von Depressionen ist noch nicht vollständig geklärt, allerdings existieren diverse Thesen diesbezüglich. Grundsätzlich besteht bei der Erkrankung ein Mangel an neuronalen Botenstoffen im Gehirn, wodurch die Stimmungslage der betroffenen Personen gedrückt wird und sich als instabil darstellt.

Die meisten Depressionen haben einen Auslöser. Dabei muss es sich nicht um ein tragisches Ereignis handeln, teilweise reichen kleine Reizzustände um die Stimmung kippen zu lassen. Oftmals ist auch Stress die Ursache - ob auf der Arbeit, in der Beziehung oder durch unerfüllte Erwartungen. Hält dieser emotionale Stresszustand längere Zeit an, kann sich nach und nach eine Depression ausbilden.

Wichtig ist, dass es sich bei Depressionen in den überwiegenden Fällen um einen voranschreitenden Prozess handelt, der frühestmöglich unterbrochen werden sollte. Eine stark ausgeprägte Form ist nicht nur schwer zu heilen, sondern kehrt bei vielen Patienten nach einiger Zeit wieder, wodurch sie zusätzlich belastet und im Leben eingeschränkt werden.

Idealerweise sollte die Entstehung verhindert werden. Dazu gibt es unterschiedlichste Möglichkeiten, um die eigene Psyche zu entlasten und emotionalen Stress abzubauen. Jeder kann somit Depressionen vorbeugen.

Die wohl größte Rolle in der Vorbeugung von Depressionen spielt das eigene Verhalten. Es bestimmt den Aufbau der Tagesstruktur, den Umgang mit Arbeit und Freizeit, mit Stress und Entspannung. Durch den falschen Umgang mit verschiedensten Stresssituationen entsteht eine Vielzahl von Ereignissen, in deren Folge Depressionen ausgebildet werden können.

Situationen, die emotionalen Stress verursachen, können nicht immer verhindert oder umgangen werden. Die Schaffung von Möglichkeiten, mit denen solche Situationen überwunden werden können, stellt eine Priorität in deren Bewältigung dar. Persönlichen Hobbys oder Aktivitäten die Freude bereiten sollte regelmäßig nachgegangen werden, um einerseits etwas Positives im Alltag zu erleben und andererseits sich für getane Arbeit zu belohnen. Dies kann nach Erfolgen (auch wenn sie noch so klein sind, sollten sie als solche anerkannt werden) auch über andere individuelle Wege geschehen.

Auch persönliche Stärken anzuerkennen, stellt einen wichtigen Punkt im Ausgleich negativer Aspekte des Lebens dar. An Depressionen erkrankte Menschen verlieren oftmals die Fähigkeit, positive Leistungen als solche zu erkennen und sehen lediglich die eigenen Schwächen und Defizite. Auch diese sollten sich gesunde Menschen vor Augen führen, um an ihnen arbeiten zu können.

Es sollten regenerative Entspannungsphasen in den Tagesablauf eingeplant werden. Entspannung und Regeneration sind wichtig für die Psyche und haben eine direkte Wirkung auf den Umgang mit belastenden Lebensereignissen und auf die aktuelle Stimmung. Natürlich ist daher ausreichend und erholsamer Schlaf ein einfaches Mittel Depressionen vorzubeugen.

Der Zusammenhang zwischen der Psyche und der Ernährung wird durch immer mehr wissenschaftliche Studien bewiesen. Die Wirkung von in der Nahrung befindlichen Stoffen wird zwar von vielen Wissenschaftlern als zu gering eingeschätzt, um eine effektive Heilung durch Ernährungsumstellung zu erzielen, jedoch kann gesunde Nahrung der Entstehung von Depressionen vorbeugen und allgemein das Wohlbefinden steigern.

Die Ernährung sollte sich ausgewogen gestalten, viel Obst und Gemüse beinhalten und als Proteinspender mehr auf Fisch als auf Fleisch bauen. Durch den vermehrten Verzehr von Fisch wird die Zufuhr der Aminosäure Tryptophan gesteigert, welche im Körper zu dem Botenstoff Serotonin umgebaut werden kann. Dieser Botenstoff wirkt im Gehirn - er hilft bei der Stressbewältigung und vermittelt Glücksgefühle.

Neben der bastiven Wirkung der Nahrung, wird außerdem dem Körper etwas Gutes getan. Gesundes Essen verbessert das Immunsystem und die Fitness, man fühlt sich besser und hat mehr Kraft und Antrieb etwas zu leisten.

Diese neugewonnen Kraft kann zum Beispiel dafür genutzt werden, Sport zu treiben. Viel Bewegung an der frischen Luft, wie Joggen oder Radfahren, hebt die Stimmung und fördert das Wohlbefinden. Dabei muss allerdings darauf geachtet werden, dass unnötige Enttäuschungen vermieden werden - Ziele dürfen nicht zu hoch gesteckt werden, sondern sollten realistisch und erreichbar sein, sodass eine weitere Steigerung möglich ist. Auch sportliche Erfolge machen glücklich und führen zur Ausschüttung von Glückshormonen.

Ein stabiles soziales Umfeld stärkt das eigene Selbstwertgefühl und vermittelt das Gefühl sowohl gebraucht als auch unterstützt zu werden. Regelmäßiger Kontakt zu Freunden und Familie verhindert die Entstehung einer einsamen Lebenssituation und beugt Depressionen vor.

In den Reihen der engen Vertrauten findet sich meist eine Person, mit der man über Probleme sprechen kann, was oftmals den Umgang damit erleichtert - es kann gemeinsam eine Lösung gefunden werden und man steht nicht allein der Problematik gegenüber.

Aus verschiedensten Gründen können Gespräche über persönliche Probleme nicht mit Personen des engeren Umfelds möglich sein. Auch die Angst, dass die eigene Stresssituation nach außen getragen wird (dies kann auch unter guten oder helfenden Absichten geschehen) verhindert bei vielen Personen aktive Gespräche die die Psyche entlasten könnten. In diesen Fällen gibt es die Möglichkeit, einen Psychologen oder Arzt aufzusuchen.

Die Scheu vieler Menschen diesen Schritt zu tun, aus Angst, als „verrückt" abgestempelt zu werden, ist oftmals eine Hürde bei der Vorbeugung von Depressionen. Ein offener Umgang mit sich anbahnenden oder bestehenden psychischen Problemen muss erst erlernt werden und kostet vielen Menschen beim erstmaligen Gespräch mit einem Fachmann große Überwindung.

Doch damit sind sie bekanntlich nicht allein. In diesem Zuge sollte sich nochmals die Häufigkeit von Depressionen in der Bevölkerung vor Augen geführt werden: im Schnitt hat mindestens eine von 10 Personen psychische Probleme, die einer Behandlung bedürfen. Lieber einen Spezialisten prophylaktisch aufsuchen, als zu diesem gehen zu müssen.

Licht

Manche Menschen neigen dazu in den Wintermonaten vermehrt schlechte Stimmung zu verspüren und an den allgemein dunkleren Tagen und dem meist bescheidenen Wetter zu leiden. Dies kann soweit führen, dass sich Depressionen ausbilden, sogenannte saisonale oder Winterdepressionen.

Bei betroffenen Personen ist es wichtig, trotz dem einschränkenden Wetter genug Tageslicht abzubekommen und an die frische Luft zu gehen. Außerdem sollte genug Licht in den Wohnräumen vorhanden sein, um insgesamt eine hellere Umgebung zu erzeugen. Kunstlichtlampen, die Tages- oder Sonnenlicht nachempfinden, können über die Wintermonate bei mehrstündiger Bestrahlungsdauer die fehlende natürliche Sonne ersetzen und die Entstehung der saisonalen Depressionen verhindern.

Einer Depression vorzubeugen ist in manchen, aber lange nicht in allen, Fällen möglich. Die Ursachen für die Entstehung einer Depression sind multifaktoriell, auch genetische Veranlagung spielt eine nicht unwesentliche Rolle. Daher gibt es bei den meisten Depressionsformen keine einfach anwendbare Strategie, um der Entstehung einer Depression vorzubeugen. Gerade bei der Winterdepression, auch als saisonale Depression bezeichnet, gibt es jedoch Möglichkeiten zur Vorbeugung. Das hängt damit zusammen, dass nach aktueller Studienlage die Winterdepression insbesondere durch einen Mangel an Tageslicht zustande kommt. Auch ein Mangel an Vitamin D wird als mitursächlich für die Entstehung einer Winterdepression beschrieben. Die wichtigste Maßnahme, um einer saisonalen Depression vorzubeugen ist, sich regelmäßig ausreichenden Mengen an Tageslicht auszusetzen.

Das ist leider bei berufstätigen Menschen oder Menschen, die das Haus nicht verlassen können, nicht immer einfach. Daher gibt es spezielle Tageslichtlampen die zur Lichttherapie bei der Behandlung von Depressionen eingesetzt werden. Diese Lampen können heutzutage zu einem relativ erschwinglichen Preis im Online-Handel für den Eigengebrauch zu Hause erworben werden. Wichtig ist eine ausreichend Lux-Zahl (Lichtstärke) und, dass die Geräte einen UV-Filter haben. Je häufiger die Tageslichtlampe zur Anwendung kommt, desto besser. Bei einer Lichtstärke von 10.000 Lux sollte eine Anwendung für 20-30 Minuten in einem Abstand von etwa 60 cm erfolgen. Wichtig ist, dass die Anwendung möglichst in den Morgenstunden, kurz nach dem Aufstehen, erfolgt um den körpereigenen Tag-Nacht-Rhythmus zu stimulieren und nicht aus dem Takt zu bringen. Die Anwendung kann täglich oder mehrmals pro Woche stattfinden.

Eine Tageslichtlampe ist in der Regel nur in den dunklen Wintermonaten notwendig da sonst das Tageslicht ausreicht. Bei Menschen, die zu einer Winterdepression neigen kann außerdem die Überprüfung des Vitamin D Spiegels im Blut hilfreich sein. Es gibt Studien, die darauf hinweisen, dass Patienten mit einer Winterdepression überdurchschnittlich häufig einen niedrigen Vitamin D Spiegel haben. Ist der Spiegel zu niedrig, können vorbeugend regelmäßig Vitamin D Präparate aus Apotheke oder Drogerie (frei verkäuflich) eingenommen werden. Die Lichttherapie ist eine sinnvolle Maßnahme zur Vorbeugung von Depressionen bei Patienten, die zu Winterdepressionen neigen. Auch die Einnahme von Vitamin D bei niedrigem Spiegel im Blut kann als vorbeugende Maßnahme Erfolg bringen. Beide Maßnahmen können jedoch das Auftreten einer Depression nicht absolut sicher verhindern.

Wochenbettdepression vorbeugen

Einer Depression vorzubeugen ist bei den meisten Depressionsformen schwierig da der Betroffene nicht auf alle Faktoren, die zur Entwicklung der Depression führen, Einfluss nehmen kann. Auch ist es schwer, vorauszusagen, welche Frau an einer Wochenbettdepression erkranken wird. Es gibt nicht DIE vorbeugende Maßnahme gegen eine Wochenbettdepression. Es gibt nur Dinge, die die Wahrscheinlichkeit ihres Auftretens unter Umständen ein Stück weit eindämmen können. Hierzu zählt unter anderem und vor allem ein sicherer familiärer und sozialer Rückhalt während und in der Zeit nach der Geburt. Auch die Möglichkeit, sich regelmäßig auszusprechen und auch negative Gefühle mit jemandem besprechen zu können ohne deshalb Schamgefühle zu haben, ist wichtig. Auch Maßnahmen wie ausreichender Schlaf (sozialer Rückhalt damit in der Zeit das Kind versorgt ist!), regelmäßige körperliche Bewegung an der frischen Luft und eine ausgewogene gesunde Ernährung können hilfreich sein. All diese Maßnahmen können jedoch schlussendlich die Entstehung einer Wochenbettdepression nicht sicher verhindern. Wichtig ist daher, bei den ersten Anzeichen den behandelnden Frauenarzt oder Psychiater aufzusuchen um die weiteren möglichen Behandlungsstrategien zu besprechen.

Es gibt kein spezielles Medikament, das der Entstehung einer Depression vorbeugen kann. Viele Menschen greifen bei leichten Stimmungstiefs gerne auf Johanniskraut zurück. Diesem pflanzlichen Präparat wird eine leicht stimmungsaufhellende Wirkung nachgesagt. Ganz verhindern kann es den Beginn einer Depression jedoch nicht. Neuere Studien haben außerdem Hinweise darauf gegeben, dass der Vitamin D Spiegel im Blut eine nicht unerhebliche Rolle bei der Entstehung und Behandlung von Depressionen spielt. So zeigen laut der Studien viele depressive Patienten einen zu niedrigen Vitamin D Spiegel. Außerdem sollen Patienten deren Vitamin D Spiegel adäquat angehoben wurde, besser auf eine antidepressive medikamentöse Therapie reagieren.

Die Substitution von Vitamin D mit entsprechenden Präparaten könnte also bei einigen Menschen als eine Art vorbeugende Maßnahme zur Verhinderung einer Depression eingesetzt werden. Welche Menschen hiervon am meisten profitieren ist jedoch bisher nicht geklärt. Auch gibt es zur Einnahme von Vitamin D im Rahmen einer effektiven Depression-Prophylaxe bisher keine ausreichenden Empfehlungen da es an aussagekräftigen Studien mangelt. Nach Rücksprache mit dem Hausarzt steht einer Bestimmung des Vitamin D Spiegels und gegebenenfalls dem Substitutionsversuch aber nichts im Wege. Gerade bei Patienten bei denen es in der Familie zu Depressionen gekommen ist oder bei denen es bereits depressive Episoden in der Vorgeschichte gab kann die Substitutionstherapie ein sinnvoller Versuch sein. Eine einfache medikamentöse Prophylaxe zur Depression gibt es bisher aber leider nicht.

Rückfall vorbeugen

Ein Viertel aller Patienten, die an Depressionen erkrankt sind, erleben im Laufe ihres Lebens eine weitere depressive Phase. Dies kann auch nach erfolgreicher Therapie und langjährigen Pausen passieren. Die Vorbeugung solcher Rückfälle ist ein wichtiger Teil der Behandlung und Inhalt vieler Verhaltensweisen, die während einer Therapie angelernt werden.

So sollte die Therapie in ihrem vollen Umfang, sowohl medikamentös als auch verhaltenstherapeutisch, in voller Länge durchgeführt werden. Ein vorzeitiger Abbruch, weil erste Fortschritte bemerkt werden, kann zur Verschlimmerung der Gesamtsituation führen.

Auch nach Beendigung der Behandlung sollten erlernte Verhaltensweisen beibehalten werden. Dabei handelt sich um Problemlösestrategien oder Stressbewältigungsmöglichkeiten, um nicht in das gleiche Muster zurückzufallen, wie bei Entstehung der Depressionen.

Das psychische Gleichgewicht ist bei Personen, die bereits eine Depression durchlebt haben, bei weitem nicht so stabil, wie bei gesunden, ausgeglichenen Menschen. Daher sollte auf den eigenen Geist Rücksicht genommen werden, indem man überfordernde Situationen auf der Arbeit oder im Alltag versucht zu vermeiden und im schlimmsten Fall die Notbremse zu ziehen.

Wenn das Bedürfnis besteht, wieder einem Job nachzugehen, sollte die Stundenzahl nach und nach gesteigert werden. Auch auf die Verantwortung, die auf verschiedenen Aufgaben im Beruf lastet, muss dabei geachtet werden.

Wie bereits beschrieben, fördert ein gesunder Lebensstil mit viel Sport das Wohlbefinden und auch ein gefestigtes soziales Netzwerk gibt erkrankten beziehungsweise gesundeten Personen Halt. Wird zu viel Kontakt mit Menschen allerdings als belastend empfunden, sollte dies nicht erzwungen werden, denn auch auf diesem Weg kann eine gewisse Stresssituation entstehen.

Inhalt vieler Therapiestrategien zur Entwicklung schützender Verhaltensweisen ist der Entwurf eines Notfallplans. Dabei werden auf einem Zettel individuelle Anzeichen notiert, die auf eine sich entwickelnde Depression oder auf einen akuten psychischen Zustand hinweisen. Außerdem enthält das Schriftstück Hinweise auf das anschließend empfohlene Handeln und Mittel, die in vergangener Zeit zur Linderung der Symptome geführt haben.

Auch Telefonnummern von Personen, die kontaktiert und mit denen die Problematik besprochen werden kann, sollten vorhanden sein - sei es vom Psychotherapeuten, Arzt oder einer anderen Vertrauensperson. Alternativ gibt es die Telefonseelsorge in Deutschland.

23. weitere TIPPS zur Vorbeugung von Depressionen

Solltest du das Gefühl haben, dass sich deine depressiven Verstimmungen mithilfe dieser Empfehlungen nicht bewältigen lassen, kannst und solltest du unbedingt professionelle Hilfe aufsuchen. Einen Psychologen zu kontaktieren macht dich nicht schwach, sondern zeigt, dass du etwas verändern möchtest und kann dir helfen deine Depression zu bewältigen. In manchen Fällen ist auch eine medikamentöse Therapie zu empfehlen. Trotzdem können die folgenden Tipps in jedem Fall hilfreich sein und dich dabei unterstützen, zusammen mit professioneller Hilfe deine Stimmung aufzubessern.

1. Depression vorbeugen: Mach etwas, was du genießt

Denk einen Moment an die Aktivitäten, die dir Genuss bereiten. Seit wann widmest du deinen Hobbys schon keine Zeit mehr?

Der Aufbau positiver Aktivitäten ist einer der Bestandteile der berühmtesten kognitiven Therapien zur Behandlung von Depressionen. Dieser Verhaltensaufbau wird zum Beginn der Therapie eingeführt. Indem der Patient Schritt für Schritt positives Verhalten aufbaut, also Dinge macht, die ihm Freude bereiten, erhöht sich die Anzahl positiver Verstärker. Dadurch fühlt sich die betroffene Person belohnt, was sich positiv auf die Stimmung auswirken kann.

Wie man einer Depression vorbeugen kann: Jede Person mag unterschiedliche Aktivitäten. Wenn sich unter deinen Haustieren, Musik oder die Sonne befinden, schau dir die folgenden Vorschläge an.

Mit deinen Haustieren Zeit zu verbringen, wenn du dich niedergeschlagen fühlst ist positiv. Dein Haustier zu streicheln, lässt deinen Blutdruck sinken, was sich in einem Gefühl von Entspannung äußert. Außerdem werden vermehrt Hormone wie Oxytocin ausgeschüttet, welches persönliche Bindungen begünstigt. Der Organismus setzt auch Serotonin und Phenylethylamin frei, zwei Neurotransmitter, die der Entwicklung von depressiven Symptomen entgegenwirken.

Sonnst du dich gerne? Wenn ja, habe ich gute Nachrichten für dich. Es ist erwiesen, dass Sonne helfen kann, Depressionen entgegenzuwirken. Die Sonnenexposition trägt zur Regulierung des Gemütszustands bei. Bei weniger Licht treten mehr depressive Phänomene auf. Dies liegt am Corticosteron-Level, einem Hormon, dass viel mit Angst zu tun hat. Das Licht hat Auswirkungen auf dir Hirnareale, die für Stimmung und kognitive Funktionen zuständig sind.

Wir haben alle schon einmal erlebt, dass wir uns besser gefühlt haben, nachdem wir ein bestimmtes Lied gehört haben. Die Zeitschrift Advanced Nursing veröffentlichte in einem Artikel, dass Musik das Gefühl Energie zu haben erhöht. Eine Stunde Musik zu hören, trägt zu einer Verringerung chronischer Schmerzen um 21 % und depressiver Stimmungen um 25 % bei.

2. Depression vorbeugen: Halte Kontakt zu deinem Umfeld

Manchmal sind wir zu faul, um Freunde oder Familienmitglieder anzurufen oder ihnen zu schreiben, es fällt uns schwer uns aufzuraffen. Kontakt zu nahestehenden Personen kann sich jedoch positiv auf unsere Stimmung auswirken. Es gibt einige Ratschläge dazu, den Kontakt zu nahestehenden Personen aufrechtzuerhalten, auch bzw. gerade, wenn es uns schlecht geht.

In einer von PLOS ONE veröffentlichten Studie zeigte sich, dass fehlende soziale Unterstützung, vor allem von Seite des Partners und der Familie, wichtige Risikofaktoren für die Entstehung einer Depression sind. In der gleichen Studie zeigte sich, dass die Anzahl an Interaktionen aber keinen Einfluss auf die Entstehung von Depressionen hat.

Wie man Depressionen entgegen wirkt: Qualität ist wichtiger als Quantität, wenn es um soziale Beziehungen geht.

Zu versuchen den Kontakt zu halten, ist kein Zeichen der Schwäche. Es ist wichtig für unsere Gesundheit, mit anderen zu kommunizieren.

Es ist grundlegend Unterstützung im Alltag von den Personen zu suchen, denen du vertraust und mit denen du dich sicher fühlst. Wenn du deine Emotionen und Gedanken nicht mit anderen teilen kannst, kann es von großer Hilfe sein, ein Tagebuch zu schreiben.

Versuch dich von Angesicht zu Angesicht mit den Leuten zu treffen, insofern es möglich ist, und lass die virtuelle Kommunikation beiseite. Geh mit einem Freund essen oder macht einen Spaziergang.

Nimm an sozialen Aktivitäten teil, auch wenn du keine große Lust hast. Trete einem Verein bei oder nimm an Kursen teil und lerne Leute kennen.

3. Depression vorbeugen: Versuche, negativ Gedanken zu vermeiden

Negative Denken übt einen schädlichen Einfluss auf unsere Stimmung aus. Manchmal begehen wir laut Aaron Beck Fehler oder erleben kognitive Verzerrungen, wenn wir die Realität analysieren.

Wie man einer Depression vorbeugen kann: Es ist erwiesen, dass die Art über Dinge nachzudenken und Schlussfolgerungen zu ziehen einen großen Einfluss auf unser Wohlbefinden hat. Menschen mit Depressionen haben häufig negative Denkweisen. Deswegen ist es nützlich, auf diese Formen von kognitiven Verzerrungen zu achten, wenn man Depressionen vermeiden möchte.

Willkürliche Schlussfolgerungen: Der Prozess, zu einer Schlussfolgerung ohne unterstützende Beweise oder mit gegensätzlichen Beweisen zu gelangen. Zum Beispiel: Eine neue Arbeitskollegin wird dir vorgestellt und dich überkommt der folgende Gedanken: “Sicher denkt sie, ich habe hier nichts zu sagen”. Aber, wenn du nach deinem Gedanken gefragt wirst, merkst du, dass es gar keine reale Grundlage dafür gibt, dass sie annehmen könnte, du hättest nichts zu sagen.

Selektive Abstraktion. Die Bewertung einer Erfahrung, die nur auf einem aus dem Zusammenhang gerissenen Detail basiert und andere, wichtigere Elemente der Situation ignoriert. Zum Beispiel: Dein Chef kommentiert deinen Erfolg und die von dir geleistete Arbeit positiv. In einem Moment des Gesprächs bittet er dich darum, dass du bitte nicht alle Briefe kopieren sollst, daraufhin entscheidest du dich zu denken: “Er ist mit meiner Arbeit nicht zufrieden”.

Übergeneralisierung. Der Prozess, eine Schlussfolgerung oder allgemeine Regel aus einem oder mehreren isolierten Tatsachen zu ziehen und diese sowohl auf Situationen anzuwenden, die mit der Angelegenheit zu tun haben, als auch mit denen, die nichts damit zu tun haben. Zum Beispiel: Deine Frau ist richtig sauer auf die Kinder, weil sie sich nicht schnell genug anziehen, also versteifst du dich darauf, zu denken: "Ich muss ein schlechter Vater sein, sonst hätten meine Kinder mehr Disziplin".

Maximieren und Minimisieren. Fehler bei der Bewertung der Größe oder Bedeutung eines Ereignisses, indem die Bedeutung verstärkt oder verringert wird. Zum Beispiel: Dein Haus erleidet durch einen Sturm Schäden, du schätzt die Reparaturkosten auf Tausende von Euros, aber am Ende kostet es nur rund 50 €.

Personalisierung. Die Tendenz äußere Begebenheiten auf sich selbst zu beziehen, ohne eine feste Grundlage für diese Verbindung. Zum Beispiel: Stell dir vor, du bist als Assistenz-Arzt in einem Krankenhaus angestellt und findest einen Hinweis an der Wand, auf dem zu Folgendes zu lesen ist: "Alle Patienten, die einem Assistenz-Arzt zugeschrieben sind, müssen später noch von einem Facharzt untersucht werden". Beim Lesen wirst du traurig, weil du denkst: "Der Chef vertraut meiner Arbeit nicht".

Absolutes und dichotomes Denken. Tendenz, alle Erlebnisse in eine oder zwei gegensätzliche Kategorien einzuordnen (schwarz oder weiß), und sich selbst in den negativsten Kategorien zu beschreiben. Zum Beispiel: Ein Basketballspieler denkt: "Ich bin ein Reinfall" und deprimiert sich, wenn er weniger als 8 Punkte in einem Spiel macht, wenn er aber 8 oder mehr Punkte erreicht, denkt er "Ich bin wirklich ein großartiger Spieler" und ist froh.

4. Depression vorbeugen: Teile deine Ziele in kleine Ziele ein

Wenn wir ein Ziel haben, dass als solche großen Ausmaße annimmt und wahnsinnige Anstrengungen erfordert, ist es besser, kleine Teilziele zu definieren. Diese Strategie ist auch nützlich, um nicht zu prokrastinieren. Unser Selbstbild wird gestärkt, das wiederum hängt positiv mit dem Selbstwertgefühl zusammen. Ein großes Ziel in kleine Teilziele zu zerlegen ist also eine gute Möglichkeit, depressiven Tendenzen entgegenzuwirken.

Mit der Aufteilung von langfristigen Zielen in kleine Schritte hängt die Aktionsplanung zusammen. Viele kognitive Psychologen nutzen diese Methode häufig mit depressiven Patienten. Eine der berühmtesten Therapien ist die Problemlösungstherapie von D'Zurilla und Nezu. Diese Therapie besteht aus einer Anpassung der wissenschaftlichen Methode an Alltagsprobleme. Die umzusetzenden Schritte, die die Therapie vorschlägt, sind die Folgenden: Orientierung zum

Problem, Definition und Formulierung des Problems, Erschaffung von Alternativlösungen, Entscheidungsfindung, Umsetzung und Verifizierung der Lösung.

Und weil Prävention von Vorteil ist, kann diese Strategie sehr nützlich sein, um depressive Erscheinungen im Alltag zu vermeiden.

Wie man Depressionen entgegen wirkt: Eine Idee zur Umsetzung dieses Tipps könnte in der allmählichen Ausarbeitung eines Arbeitsplans bestehen und darin, täglich kleine Ziele zu erreichen, die dich letztendlich zu deinem Hauptziel führen. So wird es einfacher für dich sein und du wirst nicht immer das Gefühl haben, dein Ziel sei unerreichbar.

5. Depression vorbeugen: Versuche, realistisch zu sein

Unsere Wahrnehmung der Alltagsereignisse können unsere Stimmung beeinflussen. Wir haben alle pessimistischen und optimistischen Freunde, aber was ist mit den Realisten? Realistisch zu sein ist teilweise eine Utopie, da wir es nicht vermeiden können, die Realität subjektiv zu beurteilen. Abrahamson erforscht die Beziehung zwischen dem Attributionsstil und der Wahrscheinlichkeit, Depressionen zu entwickeln. Der Attributionsstil bezieht sich auf unsere persönliche Art, die Ursachen der Ereignisse zu beurteilen, die in unserem Leben geschehen. Diese Attribution kann intern oder extern sein, global oder spezifisch und stabil oder instabil. Personen, die zu Depressionen neigen, schreiben negative Ereignisse oder Misserfolge internen (der Grund ist die Person und nicht die Umgebung), globalen (der Grund wird auf zahlreiche Kontexte verallgemeinert) und stabilen (der Grund dauert in der Zeit an) Ursachen zu.

Wie man einer Depression vorbeugen kann: Es ist also von großer Hilfe, realisitisch zu denken um Depression vorzubeugen. Das heißt, zu denken, dass es nicht nur einen einzigen Grund für ein Ereignis gibt und die Vielfalt und Komplexität der Geschehnisse zu beachten. Nicht alle Misserfolge oder negativen Ereignisse hängen von uns ab, und sie werden weder immer wieder in jeder Situation in unserem Leben vorkommen noch für immer andauern.

6. Depression vorbeugen: Wie man depressiven Verstimmungen durch gesunde Ernährung vorbeugt

Im Allgemeinen neigen die Menschen dazu, sehr kalorienreiche Lebensmittel zu sich zu nehmen, wenn sie mit Depressionen zusammenhängende Symptome erleben: Traurigkeit, Apathie, Willensschwäche, Anhedonie, Schlaflosigkeit etc. Dennoch ist die Idee, der Erscheinung von Depressionen mittels der Ernährung vorzubeugen, nicht so verbreitet.

Wie man depressive Verstimmungen vorbeugt: Nahrungsmittel, die reich an Vitamin B (unter anderem Hafer, Sonnenblumenkerne, grüne Paprika, Vollkornreis und Spinat) und Omega 3 (unter anderem Walnüsse und Lachs) sind, scheinen zur Stimmungsregulation beizutragen. Lebensmittel wie Ei, Milchprodukte, Nüsse und Trockenfrüchte, Pflanzen, Obst und Vollkorngetreide sind reich an Tryptophan und wirken depressiven Verstimmungen entgegen. Das im Kakao enthaltene Phenylethylamin hilft auch dabei, die Stimmung aufzuhellen.

Wenn du ein Weinliebhaber bist, habe ich gute Neuigkeiten für dich. Laut einer Arbeit der Universität von Navarra, verringert ein mäßiger Weingenuss das Risiko, in chronische Traurigkeit zu verfallen.

“Die geringsten Anzahl an depressiven Störungen wurden unter denen beobachtet, die zwei bis sieben Gläser Wein pro Woche zu sich nahmen, wahrscheinlich, weil Resveratrol und andere phenole Bestandteile der Traube in diesen kleinen Dosen einen Schutzeffekt auf gewisse Gehirnareale hat.”

Nun werden wir über jene Nahrungsmittel sprechen, die schädlich sind wenn man an einer Depression leidet. Übermäßiger Genuss alkoholische Getränke verändert die Neuronenaktivität und geht von einem euphorischen Zustand zu einem gehemmten Zustand über, der zur Erscheinung von Depressionen beiträgt. Andere zu vermeidende Lebensmittel sind Weißmehl und raffinierter Zucker, da ihre Zusammensetzung die Serotoninlevel senkt.

7. Depression vorbeugen: Bewegung kann gegen depressive Verstimmungen helfen

Es stimmt doch, dass du dich nach dem Sport besser fühlst, oder? Das liegt daran, dass die körperliche Aktivität das serotonerge Neurotransmittersystems begünstigt. Die Effekte des Sports helfen dabei, Krankheiten wie Stress, Angst und Depression vorzubeugen.

Oft führt die Erschöpfung zur Anhedonie oder Unfähigkeit, Vergnügen zu empfinden; zur Willensschwäche oder dem Fehlen von Motivation oder Energie, etwas zu tun oder sich zu bewegen.

So lässt sich eine Depression vermeiden: Jedes gemäßigte Training von etwa 30 Minuten kann dabei helfen, depressive Symptome zu lindern. Die Übungen müssen nicht zur Erschöpfung führen, schon einfache körperliche Aktivität kann zu Stimmungsverbesserung führen.

Es wird empfohlen aktiv zu sein und den Körper zu bewegen. Trotzdem ist es empfehlenswert, sich von einem Arzt beraten zu lassen, bevor wir mit einem neuen Sport beginnen. Von aeroben und hoch intensiven Übungen ist für manche Menschen abzuraten. Yoga und andere Übungen mit geringerem energetischem Anspruch oder Verbrauch, wie Tai-Chi, könnten eine gute Alternative sein.

Laut Guy Falkner von der Universität von Toronto trägt mäßiger Sport nicht nur dazu bei, punktuelle Stimmungstiefs zu lindern, sondern auch zur Vermeidung der Erscheinung von Depressionen. Aus den Daten, die bei Personen verschiedenen Alters aufgenommen wurden, kann man erkennen, dass diejenigen, die einer körperlichen Aktivität wie Spazierengehen oder Rasenmähen zwischen 20 und 30 Minuten am Tag nachgingen, seltener unter einer Depression litten.

8. Depression vorbeugen: Entspann dich, um Depressionen zu vermeiden

Der Gedanke, dass es nützlich ist, sich zu entspannen, um Ängste zu vermeiden, ist sehr verbreitet. Tatsächlich ist es auch von großem Nutzen, entspannt zu sein, um die Erscheinung von Depressionen zu bekämpfen.

Wie man Depressionen vorbeugen kann: Meditation zu praktizieren, kann positive Auswirkungen auf die Stimmung haben. Tatsächlich genügt eine halbe Stunde Meditation am Tag, um positive Effekte zu erzielen, wie Dr. Mandhav Goyal von der Johns Hopkins Medicine in Baltimore bestätigt. Laut diesem Experten liegt der Nutzen der Meditation im Trainieren des Geistes, die Wahrnehmung der Realität zu verbessern. Entdecke hier die Achtsamkeitsmeditation.

Missbräuchliche Arbeitssituationen erzeugen Angst und können auch zu depressiven Verstimmungen führen. Wenn wir jeden Tag viele Stunden (bis zu 60% der Wochenstunden) einer stressvollen Aufgabe nachgehen, sind wir an der Schwelle dessen, was im Englischen LHO (long hours overworked) genannt wird. Takahashi Amagasa von der Universität Kyoto konnte zeigen, dass diese Situation das Risiko einer Depression um das 15-fache erhöht.

9. Depression vorbeugen: Schlaf gut und du wirst dich glücklicher fühlen

Nach einem erholsamen Schlaf fühlen wir uns alle besser. Im Schlaf findet das Gehirn den besten Moment, um sich selbst zu heilen und sich für den nächsten Tag vorzubereiten. Ein guter Schlaf ist fundamental für das Gedächtnis und das Lernen, außerdem ist er ein Stimmungsregler.

Wie man Depressionen entgegenwirkt: Schaff dir Zeitpläne und versuch, nicht die Nacht durchzumachen. In einer im Magazin Sleep veröffentlichten Studie von der Universität Columbia wurde die Wichtigkeit des Schlafs und seine Beziehung zur Depressionsbekämpfung festgestellt. Jugendliche, die früher ins Bett gehen, haben laut dieser Studie eine geringere Wahrscheinlichkeit, Depressionen zu entwickeln. Diejenigen, die fünf Stunden oder weniger schlafen, hatten ein 71% höhere Wahrscheinlichkeit an einer Depression zu erkranken.

10. Depression vorbeugen: Sorg für die anderen und du sorgst für dich selbst

Bis jetzt bezogen sich alle Verhaltensvorschläge auf die eigene Fürsorge. Nichtsdestotrotz ist Fürsorge für andere Menschen ebenfalls wichtig, um ein zufriedenes Leben zu führen. Personen, die sich für andere Menschen engagieren, haben eine geringere Wahrscheinlichkeit eine Depression zu entwickeln.

Menschen, die sich exzessiv auf sich selbst konzentrieren, neigen dazu, eine Art Grübel Stil zu entwickeln, der das Empfinden von Empathie erschwert. Anderen Menschen zu helfen verbessert das Selbstbild und lenkt die Aufmerksamkeit von den eigenen Problemen weg, was sich positiv auf die eigene Stimmung auswirkt.

So lässt sich eine Depression vermeiden: Sich ehrenamtlich sozial zu engagieren, kann eine gute Möglichkeit sein, diesen Tipp in die Praxis umzusetzen. Dabei muss die Beteiligung gar nicht besonders groß oder aufwendig sein. In jedem Ort gibt es Einrichtungen oder Dinge bei denen stetig Hilfe benötigt wird.

24. Depressionen eindämmen oder sogar besiegen

Neben der Prävention „Vorbeugen“ als bessere Alternative der Heilung von Depression ergeben sich weitere Möglichkeiten, um die Depression einzudämmen oder sogar zu besiegen. Diese Möglichkeiten und deren Chancen sollen nachfolgend anhand von Beispielen gezeigt werden.

Beispiel 1: Wie komme ich aus der Depression raus?

Eine Person, die unter Depressionen leidet, hat nicht einfach nur eine schlechte Woche oder auch nur einen schlechten Monat. Eine Depression schwächt dich und macht es dir schwer, Freude an den alltäglichen Dingen des Lebens zu empfinden. Wenn du von Gefühlen von überwältigender Traurigkeit, Einsamkeit oder Wertlosigkeit heimgesucht wirst, und dir nicht vorstellen kannst, dass die Dinge irgendwann wieder besser werden, dann leidest du vielleicht unter einer Depression. Wenn du wissen willst, wie du Depressionen besiegen und dein Leben wieder genießen kannst, folge den folgenden Schritten.

Sprich mit einem Arzt.

Die Diagnose einer Depression kann erst nach einer sorgfältigen Untersuchung durch einen Psychiater oder Psychologen gestellt werden. Viele Krankheiten und Medikamente können zu diesen depressiven Gefühlen beitragen. Deswegen wird dein Arzt eine Reihe an Tests anordnen, eine gründliche körperliche Untersuchung vornehmen und dich persönlich befragen, um den Ursachen für deine Symptome auf den Grund zu gehen.

Bei Kindern wird eine Depression oft übersehen, da Symptome wie Traurigkeit oder Ängstlichkeit auch ohne diese Erkrankung auftreten können. Da Kinder und Jugendliche sich nicht so gut ausdrücken können, führen sie die Ärzte oftmals in die Irre. Achte bei deinen Kindern auf die Anzeichen.

Erkenne, dass du unter einer Depression leidest.

Um deine Depression überwinden zu können, musst du erst einmal bestimmen, ob deine Gefühle wirklich die Symptome einer Depression sind. Auch wenn eine Depression für jeden Menschen unterschiedlich verläuft, gibt es ein paar Anzeichen, die als Kennzeichen für diese Krankheit angesehen werden. Du leidest vielleicht unter einer Depression, wenn du:

- Dich wertlos, hilflos oder schuldig fühlst und nicht weißt, warum.
- Dich in vielen Bereichen deines Lebens hilflos fühlst und dir nicht vorstellen kannst, dass sich irgendetwas davon verbessert.
- Dein Energielevel stetig sinkt und du ständig müde bist, ganz egal, was du auch tust.

- Nachts ruhelos wirst und Probleme mit dem Schlafen und/oder Aufwachen am Morgen hast.
- Nicht länger Freude an Tätigkeiten empfindest, die dich früher glücklich gemacht haben, wie z.B. gemeinsame Zeit mit den Freunden zu verbringen, Hobbys nachzugehen oder Intimität zu erleben.
- Eine dramatische Veränderung deiner Schlafgewohnheiten erlebst, wie z.B. Schlaflosigkeit, sehr frühes Aufwachen oder exzessives Schlafen.
- Deinen Appetit verloren hast oder zu viel isst und nicht damit aufhören kannst.
- Das Gefühl hast, dass es viel leichter ist, alleine zu sein, als sich die Mühe zu machen und mit anderen in Kontakt zu treten.
- Ständig ohne Grund gereizt bist.
- Dir Gedanken über Suizid machst. Wenn du Selbstmordgedanken hast, suche dir bitte sofort Hilfe. Eine professionelle und diskrete Anlaufstelle, stellt hierfür das Info-Telefon der deutschen Depressionshilfe dar.

Lerne mehr über die möglichen Ursachen von Depressionen.

Auch wenn Ärzte noch keinen eindeutigen Grund dafür festmachen konnten, warum manche Menschen unter Depressionen leiden, scheint die Tendenz dazu doch auf gemeinsame genetische, biologische, psychologische und umwelttechnische Faktoren zurückführbar zu sein. Dein Arzt kann z.B. eine der folgenden Ursachen für deine Depression ausmachen:

- Alkohol- oder Drogensucht. Eine Alkohol- oder Drogensucht kann die Ursache für eine Depression sein. Ein Arzt kann dir bei der Feststellung helfen, ob du unter einer Sucht leidest, und dir die nächsten Behandlungsschritte erklären.
- Genetische Ursachen. Wenn Depressionen in deiner Familie liegen, hast du eine erhöhte Wahrscheinlichkeit, ebenfalls darunter zu leiden. Du kannst darüber sprechen, ob andere Familienmitglieder von dir unter Depressionen leiden/gelitten haben, selbst wenn sie nicht diagnostiziert wurden. Du kannst auch mit deinen Eltern oder Familienmitglieder darüber sprechen, ob es andere Fälle von Depressionen in eurer Familie gibt/gab, von denen du vielleicht nichts weißt.

- Ein hormonelles Ungleichgewicht. Wenn du ein Problem mit deiner Schilddrüse hast oder unter einem anderen hormonellen Ungleichgewicht leidest, kann das deine Depressionen verursachen.
- Andere Krankheiten. Ein Arzt kann feststellen, ob du unter einer anderen Krankheit leidest, die deine Depression verursacht oder zu ihr beiträgt. Beispiele hierfür wären z.B. Angststörungen (wie z.B. Zwangsstörungen) oder sogar eine psychische Störung (wie z.B. Schizophrenie).
- Eine Nebenwirkung eines Medikaments, das du einnimmst. Wenn du wegen eines anderen Problems Medikamente nimmst, kann ein Arzt dir sagen, ob Depressionen eine mögliche Nebenwirkung dieses Medikaments sind. Wenn es so ist, kann er dir vielleicht ein anderes, ähnliches Medikament verschreiben, das diese Nebenwirkungen nicht hat.
- Eine saisonale Beeinträchtigung. Manche Personen erleben eine Depression aufgrund von saisonalen Veränderungen. So können z.B. die Symptome nur den Winter über auftreten. Bei dieser Form von Depression spricht man von einer saisonal abhängigen Depression (SAD, manchmal auch Winterdepression).

Suche nach situationsbedingten Ursachen.

Denke noch vor deiner psychologischen Beurteilung über die möglichen zugrundeliegenden Ursachen deiner Depression nach. Gibt es bestimmte Dinge, die dir in deinem täglichen Leben Schmerzen verursachen? Die Wahrscheinlichkeit ist hoch, dass bestimmte Situationen in deinem Leben – und deine Reaktionen darauf – zu deiner schlechten Stimmung beigetragen haben. Hier sind ein paar Dinge, die deine Depression verursacht oder verschlimmert haben könnten:

- Der Verlust eines Freundes oder eines vertrauten Menschen. Um jemanden zu trauern, den du vor kurzem verloren hast, ist ganz normal. Die meisten Menschen fangen aber nach einer bestimmten Zeit wieder damit an, sich besser zu fühlen. Wenn deine Trauer sich nach einem Monat noch nicht gebessert hat, leidest du vielleicht unter Depressionen.
- Eine gescheiterte oder unerfüllte Beziehung. Wenn du eine verheerende Trennung hinter dir hast oder in einer Beziehung bist, die dir emotionale Schmerzen verursacht, kann das zu deiner Depression beitragen.
- Eine unbefriedigende Karriere. Wenn du dich wirklich zutiefst unglücklich, unterdrückt oder sogar wertlos in deinem momentanen Beruf oder deiner gesamten beruflichen Laufbahn fühlst, dann kann dein Arbeitsgebiet vielleicht auch zu deinen Depressionen beitragen.

- Ein unerwünschtes Umfeld. Wenn du zwei schreiende, unerträgliche Mitbewohner hast oder dich zutiefst unzufrieden mit deinem Zuhause oder deiner Nachbarschaft fühlst, dann kann dieses Umfeld zu deinen Depressionen beitragen.
- Finanzielle Ursachen. Sich Sorgen um die nächste Miete oder den nächsten Lohn zu machen, kann eine ernstzunehmende Ursache für eine Depression sein, wenn es sich dabei um ein anhaltendes Problem handelt.
- „Der Baby Blues“. Viele Frauen erleben Weinanfälle, Ängste und Stimmungsschwankungen nach einer Geburt. Wirklich ernste Formen dieses „Baby Blues“ nennt man „Wochenbettdepression“. Sprich mit einem Arzt, wenn deine Symptome diesem Zustand ähneln.

Verstehe deine Behandlungsmöglichkeiten.

Dein Arzt wird mit dir über mögliche Behandlungsmethoden für deine Depression sprechen. Je nach Schwere deiner Krankheit, kann diese Behandlung aus einer Kombination aus Medikamenten und Psychotherapie bestehen. Auch wenn Medikamente die Symptome erleichtern können, ist es doch wichtig, dass depressive Personen ihre Störung verstehen lernen und gesunde Strategien entwickeln, um mit ihr umzugehen. Leichtere Formen von Depression können grundsätzlich mit Psychotherapie und Lebensstilveränderungen behandelt werden.

- Zu den Medikamenten, die sich für eine Behandlung von Depressionen geeignet gezeigt haben, gehören u.a. Serotonin-Wiederaufnahmehemmer (SSRIs), Serotonin-Noradrenalin-Wiederaufnahmehemmer (SSNRIs), atypische Neuroleptika, trizyklische Antidepressiva und Monoaminooxidase-Hemmer (MAOHs).
- Eine der am besten untersuchten Behandlungsform für Depressionen ist die Kognitive Verhaltenstherapie. Diese Form der Behandlung konzentriert sich auf die Identifikation und Veränderung von negativen Gedanken und Verhaltensmustern, die die depressiven Symptome verstärken. Andere nützliche Therapieformen für Depressionen sind die Akzeptanz- und Commitmenttherapie (ACT), Dialektisch-Behaviorale Therapie (DBT), psychodynamische Therapie und die Interpersonelle Psychotherapie.
- Eine weitere mögliche Behandlungsform für sehr ernste Formen von Depressionen (oder Depressionen mit Psychose) ist ein Vorgang zur Gehirnstimulation, genannt Elektronkonvulsionstherapie

(Elektrokrampftherapie). Diese Form der Therapie wird meist erst dann angewandt, wenn der Patient nicht auf Medikamente oder Psychotherapie anspricht.

Führe ein Tagebuch.

Die Führung eines Tagebuchs kann dir dabei helfen, über deine Depression und deine Gefühle zu reflektieren und deine Empfindungen über den Tag aufzuzeichnen. Versuche, es dir zum Ziel zu machen, mindestens einmal pro Tag in dein Tagebuch zu schreiben, vorzugsweise am Abend, wenn du die Erlebnisse des Tages Revue passieren lässt. Ein Tagebuch kann dir das Gefühl geben, mehr mit deinen Gedanken in Kontakt und weniger alleine zu sein. Du wirst dir mehr bewusst, welche Dinge dich glücklich oder unglücklich machen.

- In ein Tagebuch zu schreiben, kann dir auch dabei helfen, dich zu konzentrieren und deinen Geist von all den stressigen Aufgaben des Lebens abzulenken.

Streiche schädliche oder ungesunde Beziehungen aus deinem Leben.

Wenn sie dir große Schmerzen verursachen, wird es Zeit, dass du etwas dagegen tust. Wenn du eine bestimmte Person nicht aus deinem Leben verbannen kannst, wie z.B. ein Familienmitglied, verbringe so wenig Zeit wie möglich mit dieser Person.

Wenn dir etwas in einer Beziehung Probleme macht, führe ein ernsthaftes Gespräch mit der betreffenden Person. Wenn du dich depressiv fühlst, weil du davon überzeugt bist, dass dein Ehemann dich hintergeht, oder dass deine beste Freundin dir Geld stiehlt, dann wird es Zeit dafür, die Person damit zu konfrontieren und zusammen an einer Lösung des Problems zu arbeiten.

Pflege gesunde Beziehungen.

Auch wenn du vielleicht lieber alleine und isoliert von allen anderen wärst, Zeit mit anderen Menschen zu verbringen, ist gut für deine Stimmung. Verlasse dich auf deinen Freundeskreis und deine Familienmitglieder, sowie auf deinen Partner, wenn du einen hast. Verbringe so viel Zeit wie möglich mit den Menschen, die dir ein positives Gefühl über dich und die Welt geben. Gute Freunde helfen dir nicht nur dabei, mit deinen Depressionen besser fertigzuwerden, indem sie mit dir darüber sprechen, sondern geben dir auch das Gefühl, geliebt und unterstützt zu werden.

- Wenn du eine Person in deinem Umfeld hast, die selbst unter Depressionen leidet, dann sprich mit ihr darüber und finde heraus, ob sie dir vielleicht Ratschläge geben kann. Schon alleine mit jemanden zu sprechen, der unter denselben Symptomen leidet, kann dir das Gefühl geben, weniger alleine zu sein.
- Wenn du in einer Beziehung bist, nimm dir Zeit für Romantik oder verbringe etwas Zeit alleine mit deinem Partner. Habe Spaß und genieße deine Beziehung, indem du dir so viel Zeit wie möglich für deinen Partner offen hältst.
- Nimm dir mehr Zeit für die Familie. Deine Familie sollte dir das Gefühl geben, geliebt und unterstützt zu werden, also versuche so viel Zeit wie möglich mit ihnen zu verbringen. Wenn deine Familie am anderen Ende des Landes wohnt, nimm dir so oft du kannst Zeit für einen längeren Anruf.

Fülle deinen Terminkalender mit Veranstaltungen und Aktivitäten, die du liebst.

Ein voller Terminkalender zwingt dich dazu, aktiv und konzentriert zu bleiben und ständig darüber nachzudenken, was als nächstes ansteht. Du kannst am Beginn einer neuen Woche deinen Terminplan für jeden Tag aufzeichnen oder jeden Tag einfach am Abend zuvor planen. Welche Methode du auch bevorzugst, versuche dein Bestes zu geben und dich daran zu halten. Hier sind ein paar Vorschläge, wofür du dir Zeit nehmen solltest:

- Positive und unterstützende Freundschaften.
- Sport.
- Hobbys und Interessen.
- Zeit für Entspannung, dein Tagebuch oder Meditation.
- Zeit für Albernheiten, die dich zum Lachen bringen.
- Aktivitäten im Freien. Verbringe nicht deine gesamte Zeit im Haus. Versuche stattdessen etwas Sonne zu tanken oder deine Hausaufgaben im Café zu machen, damit du dich nicht so isoliert fühlst.

Finde eine neue Leidenschaft.

Vielleicht gefällt dir dein momentaner Job nicht, du bist aber im Moment nicht in der Position, deine Arbeitsstelle zu wechseln. Eine neue Leidenschaft kann dir dabei helfen, einen neuen Sinn im Leben zu erkennen und einen Grund dafür zu finden, morgens aufzustehen. Eine Leidenschaft kann alles sein, was dir wirklich wichtig ist, selbst wenn du noch nicht besonders gut darin bist. Hier sind ein paar tolle Möglichkeiten, wie du eine neue Leidenschaft finden kannst:

Erforsche deine künstlerische Seite. Schreibe dich für einen Kurs für Aquarellmalerei, Töpferkunst, Zeichnen oder Bildhauerei ein.

Drücke dich durch Schreiben aus. Versuche Gedichte, Kurzgeschichten oder sogar das erste Kapitel eines Romans zu schreiben.

Finde eine neue Liebe zu einer Fremdsprachen.

Entdecke eine neue Sportart. Nimm einen Karate-, Gesellschaftstanz- oder Yoga-Kurs.

Entdecke eine neue Mannschaftssportart, wie Volleyball oder Fußball. So entdeckst du eine neue Leidenschaft und machst dazu noch neue Freunde.

Entdecke deine Liebe zur Literatur und tritt einem Buchclub bei.

Sei großzügiger.

Großzügig zu sein, verstärkt dein Selbstwertgefühl und stellt Verbindungen zu den Menschen um dich herum her.

Tue einem engen Freund einen Gefallen. Das muss nicht immer gleich ein riesengroßer sein – wenn dein Freund eine stressige Woche hatte, kannst du ihn zum Essen einladen oder dich um seine Wäsche kümmern. Du wirst dich besser fühlen, weil du jemandem hilfst.

Arbeite ehrenamtlich in der örtlichen Bücherei. Hilf Älteren und Kindern dabei, die Freude am Lesen zu entdecken.

Arbeite ehrenamtlich in einem Altersheim, Jugendheim oder einem Obdachlosenheim und finde heraus, welchen Unterschied du machen kannst.

Arbeite ehrenamtlich für die Gemeinde, indem du z.B. dabei hilfst, den örtlichen Park aufzuräumen. Schon allein die Zeit in der Natur kann dir dabei helfen, eine bessere Stimmung zu bekommen.

Verbessere deine Schlafgewohnheiten.

Deine Schlafgewohnheiten zu verbessern, kann eine drastische Verbesserung für deine mentale Gesundheit bedeuten. Versuche einen Schlafrhythmus zu finden, der für dich funktioniert. Hier sind ein paar Vorschläge:

Versuche, jeden Tag und jede Nacht zur selben Zeit aufzustehen und ins Bett zu gehen. Dadurch fühlst du dich viel ausgeruhter und es fällt dir leichter, abends einzuschlafen und morgens aufzuwachen.

Beginne den Tag auf dem richtigen Fuß. Springe sofort aus dem Bett und trinke ein Glas Wasser, anstatt fünfmal die Schlummertaste zu drücken, bevor du dich endlich aus dem Bett rollst.

Entwickle eine effektive Routine vor dem Zubettgehen. Versuche, dich in der Stunde vor dem Zubettgehen zu entspannen, indem du den Fernseher ausschaltest, dein Handy oder Tablet zur Seite legst, laute Geräusche vermeidest und im Bett liest.

Schränke deinen Koffeinkonsum ein oder schaffe ihn ganz ab, besonders nach der Mittagszeit. Koffein erschwert dir das Einschlafen.

Mache keine Nickerchen, die länger als eine halbe Stunde sind, außer du brauchst sie wirklich – dadurch fühlst du dich nur kaputt und müde.

Treibe Sport.

Wenn du dich nur dreißig Minuten pro Tag sportlich betätigst, wird das einen dramatischen Einfluss auf deine körperliche und mentale Gesundheit haben. Sport kann dir neue Energie geben und dich für den Rest des Tages motivieren. Finde einen Trainingsplan, der für dich funktioniert, und halte dich daran.

Schon alleine ein zwanzigminütiger Spaziergang pro Tag kann dir ein wenig Bewegung verschaffen und du kannst dabei über deine Situation reflektieren.

Finde ein Fitnesscenter oder einen Trainingspartner. Das macht die ganze Erfahrung noch angenehmer.

Setze dir ein Trainingsziel. Vielleicht trainierst du für einen Marathon oder versuchst eine besonders schwere Yoga-Stellung zu meistern.

Verbessere deine Ernährung.

Eine gesunde, ausgewogene Ernährung kann dich im Kampf gegen die Depressionen unterstützen. Auch wenn du deinen Appetit verlierst, versuche, dich an drei Mahlzeiten pro Tag zu halten. Du musst nicht versuchen Gewicht zu verlieren oder dich unglaublich gesundheitsbewusst ernähren, wenn du unter einer Depression leidest, aber das Essen von gesunden Lebensmitteln wird deinen mentalen und körperlichen Zustand verbessern.

Lass keine Mahlzeit aus – gerade nicht das Frühstück. Die drei Mahlzeiten am Tag versorgen dich mit der Energie, die du brauchst, um positiv und konzentriert zu bleiben.

Füge deiner Ernährung mehr Obst und Gemüse hinzu. Ersetze dafür zuckerhaltige Snacks und ungesundes Fast Food.

Achte darauf, dass du jeden Tag eine gesunde Mischung aus Obst, Gemüse, Vollkorn, Fisch und fettarmen Protein zu dir nimmst.

Gönne dir hin und wieder etwas. Du wirst dich besser fühlen, wenn du deinen Gelüsten hin und wieder nachgibst.

Denke positiv.

Ein Optimist zu sein hilft dir dabei, dein Leben und die Welt in einem Licht der Hoffnung und nicht der Verzweiflung zu sehen. Wenn du positiv denkst, solltest du lernen, wie du deine negativen Gedanken erkennen und sie bekämpfen kannst, indem du ihnen stärkere, positive Gedanken gegenüberstellst. Für ein wenig Starthilfe im positiven Denken: finde jede Tag fünf Dinge, für die du dankbar und glücklich bist.

Wenn du positiver handelst, wirst du auch positiver denken. Versuche, aktiv mehr über die positiven Dinge in deinem Leben zu sprechen und die Dinge zu tun, die dir ein gutes Gefühl geben.

Wenn du mehr Zeit darauf verwendest, die Dinge zu preisen, die dir ein Lächeln aufs Gesicht zaubern, und weniger Zeit damit, über die Dinge nachzudenken, die dich wütend machen und die dir nicht gefallen, wirst du positivere Gedanken haben.

Achte auf dein Äußeres.

Nachlassende persönliche Hygiene ist eine häufige Nebenwirkung von Depressionen. Auch wenn du die Depression nicht überwinden wirst, indem du dein Aussehen veränderst, solltest du trotzdem jeden Tag auf dein Aussehen und deine Hygiene achten. Dadurch wirst du dich selbst besser fühlen. Dusche jeden Tag, putze dir die Zähne und wasche dir die Haare.

Arbeite daran, präsentabel auszusehen, wenn du dich der Welt stellst, egal wie schrecklich du dich fühlst. Das wird dein Selbstvertrauen und dein Selbstwertgefühl steigern.

Wenn du das Gefühl hast, dass dein Übergewicht der Grund für deine Depressionen ist, dann setze dir das Ziel, diesen Aspekt deines Aussehens zu verbessern. Dadurch werden sich auch deine Stimmung und deine Perspektive verbessern.

Beispiel 2: Methoden zum Überwinden der Depression

Ernähre dich bewusst.

Egal ob normal, vegetarisch oder vegan: Man kann sich mit jeder Ernährungsweise falsch ernähren. Es geht hierbei nicht um die Menge, sondern um die Nährstoffe, die du zu dir nimmst. Vermeide zum Beispiel zuviel Scharfes und Weizenprodukte, wenn du dich besser fühlen möchtest. Wähle Essen aus, das dir auch schmeckt. Überrasche dich ab und zu auch mal mit einer kleinen kulinarischen Belohnung. Nimm dir Zeit zum kochen. Ständiges Mikrowellenessen führt zwangsläufig zu Nährstoffmangel, da die Strahlung (die sogenannten „Mikrowellen") viele wichtige Mikronährstoffe im Essen zerstört.

Treibe regelmäßig Sport.

Die Betonung liegt auf regelmäßig, denn nur regelmäßiger Sport wirkt sich langfristig positiv auf dein Wohlbefinden aus. Wenn du weißt, dass du manchmal etwas Druck brauchst, um dich zu motivieren, dann melde dich am besten bei einem Sportverein an, damit es jedem auffällt, wenn du mal nicht kommst.

Entscheide dich zu einen regelmäßigen Verpflichtung, die dir Spaß macht. Gibt es einen Sport den du immer schon machen wolltest, von dem du aber denkst, du wärst nicht dafür gemacht? DAS ist die Sportart, die du JETZT in Angriff nehmen solltest. Trau dich! Was hast du zu verlieren?

Beobachte deine Körpersprache.

Ein trampelnder Schritt, hängende Schultern, ein runder Rücken und ein nach unten schauender Kopf sind nicht nur ein Zeichen, dass es dir nicht gut geht, sondern sie verstärken das negative Gefühl sogar noch, da zwischen Körper und Gehirn eine Wechselwirkung besteht. Gewöhne dir einen aufrechten und entspannten Gang an.

Sei ehrlich zu dir und zu anderen.

Hast du manchmal das Gefühl, du müsstest dich dafür schämen, wenn du einen Fehler machst, Schwäche zeigst, unproduktiv bist oder sensibel und verletzt reagierst? Ehrlich zu deinen Gedanken und Gefühlen zu stehen rechnen dir die meisten Menschen hoch an. Und nicht nur das. Du fühlst dich damit auch wesentlich besser in deiner Haut. Also: Welcher unangenehmen Unterhaltung gehst du schon länger aus dem Weg?

Erkenne an, dass nur DU selbst für dein Wohlbefinden und deine Gesundheit verantwortlich bist.

Ärzte und Psychologen können dir nur die Türen öffnen, hindurchgehen musst du aber selbst. Ein Partner ist nicht dazu da, dich glücklich zu machen. Er sollte sich auch bei dir gehenlassen können und nicht ständig nur dafür sorgen, dass es dir gut geht. Andere Menschen müssen auch ihre eigenen Kämpfe kämpfen. Mache nicht den Staat, deine Eltern, deinen Chef oder das andere Geschlecht für deine Gefühle verantwortlich. Verantwortung übernehmen heißt:

1. Akzeptieren.

2. Ändern, wenn nötig.

Scheue dich nicht, Medikamente zu nehmen.

Scheue dich nicht, Antidepressiva, Johanniskraut, Bachblüten oder Schüsslersalze zu probieren. Aber erkenne an, dass kein Medikament dir helfen kann, deine Depression langfristig zu besiegen. Sonne dich nicht in dem Wohlbefinden, das dir diese Medikamente geben, sondern nutze deine neu gewonnene Energie, um an den seelischen Ursachen deiner Depression zu arbeiten.

Triff dich mit anderen Menschen.

Man ist geneigt, sich während depressiver Episoden in den eigenen vier Wänden zu verkriechen, weil man Angst hat, sich Anderen so schwach zu offenbaren oder sie mit der eigenen negativen Laune zu „belasten". Es ist okay, diese Angst zu haben. Aber glaube ihr nicht. Sie führt dich auf eine falsche Fährte. Gehe ab und zu einfach mal ohne Erwartungen wieder unter Menschen. Einfach nur, um nicht alleine zu sein. Meistens wird es nämlich gar nicht so schlimm, wie wir befürchtet haben.

Bekämpfe deine Süchte und Ablenkungen.

Alkohol ist manchmal in Ordnung. Aber nicht regelmäßig. Dasselbe gilt für alle Drogen. Dazu gehören neben dem Rauchen und härteren Dingen auch: ständiges Laufenlassen des Fernsehers, ständiges Tippen auf dem Handy, Computerspiele, Glücksspiel, Pornos anschauen und Selbstbefriedigung. All das sind Dinge, die dir dein Leben versüßen können, aber sobald du sie instinktiv machst, um dich für den Moment wieder etwas besser zu fühlen, verbauen sie dir jede Chance auf wirkliche Lebensfreude und seelische Gesundheit. Widme dich deinen Gefühlen, lasse sie zu und lenke dich nicht immer ab, wenn negative Gefühle in dir hochkommen. Denn auch die unangenehmen Gefühle wollen gefühlt werden.

Nimm dir täglich Zeit zum Entspannen.

„Entspannen" muss dabei nicht unbedingt eine reine Entspannungstechnik sein, auch wenn das natürlich die beste Variante ist. „Entspannen" bedeutet, einfach mal Abstand zu nehmen, von allem, was deine Energie verbraucht. Also kein Fernseher, kein Computer, kein Handy, keine Musik, keine Aufgaben erfüllen. Einfach mal nur da sein und in der Stille in dich hinein horchen. Das wirst du bis jetzt oft vermieden haben, weil es sich nicht gut anfühlt. Erlaube diesen Gedanken und Gefühlen einfach mal hochzukommen und dann fühle sie. Je länger du sie mit den oben genannten Ablenkungen immer wieder verdrängst, desto stärker werden sie und desto schwieriger wird es für dich, wieder glücklich und frei von Depressionen zu werden.

Beispiel 3: Ist eine Depression heilbar?

In Deutschland gibt es Studien zufolge etwa vier bis fünf Millionen Menschen, die an einer Depression erkrankt sind. Damit zählen Depressionen zu den am häufigsten vorkommenden seelischen Erkrankungen in Deutschland. Wird eine Depression frühzeitig erkannt und behandelt, stehen die Chancen gut, dass die Depression vollständig ausheilt und auch nie wiederkehrt.

Eine Depression kann grundsätzlich jeden treffen und die Ursachen für eine Depression können vielfältig sein. Angehörige können sich eine Depression wie einen Strudel vorstellen, in den die Betroffenen nach und nach gezogen werden. Im Anfangsstadium der Depression stehen die Heilungschancen nach sehr gut, die Depression kann sogar von alleine wieder abklingen und nie wiederkehren. In den meisten Fällen treten jedoch weitere Episoden einer Depression oder sogar ein chronischer Verlauf auf, wodurch sich die Chancen auf vollständige Heilung verringern. Im Krankheitsverlauf wechseln sich beschwerdefreie Phasen, die sogar bis zu mehreren Jahren andauern können, mit sich zunehmend verschlimmernden Krankheitsphasen ab.

Depressive Episoden heilen bei adäquater Behandlung oftmals vollständig aus. Allerdings besteht ein hohes Rezidivrisiko, dass die Betroffenen von Rückfällen heimgesucht werden. Eine aktive Aufarbeitung sowie ein mentaler Stärkungsprozess sind für ein beschwerdefreies Leben in der Zukunft essentiell, daneben können Antidepressiva und kognitive Verhaltentherapien (Psychohygiene) mit Krisenmanagement und Begleitung einer psychotherapeutischen Behandlung wichtige Funktionen erfüllen. In vielen Fällen helfen Sport und Entspannungstechniken, noch wichtiger sind jedoch ein familiäres Umfeld, das Verständnis aufbringt und den Betroffenen in schwierigen Phasen Halt und Sicherheit geben kann. Bei chronischen Depressionen, die über Jahre andauern, bestehen geringere Chancen auf vollständige Heilung.

Welche Behandlungsmöglichkeiten gibt es?

Zu den Behandlungsmöglichkeiten einer Depression zählen die Psychotherapie, physikalische Maßnahmen und eine medikamentöse Behandlung mit Antidepressiva. Häufig wird eine Kombination aus medikamentöser und psychotherapeutischer Behandlung angestrebt. In der Psychotherapie konzentriert sich die Behandlung der Krankheit auf das Gespräch zwischen Therapeut und Patient. Je nach Einzelfall ist eine Behandlung durch eine kognitive Verhaltenstherapie, interpersonelle Psychotherapie, analytische Psychotherapie, tiefenpsychologisch fundierte Psychotherapie sowie durch verschiedene Ausprägungen der

Gesprächspsychotherapie oder Gestalttherapie gängig. In der kognitiven Verhaltenstherapie werden Denk- und Verhaltensmuster analysiert, die die Depression auslösen und diese zielgerichtet Schritt für Schritt abgeändert. Die medikamentösen Behandlungsmethoden haben in den letzten Jahren enorme Fortschritte gemacht, wenngleich auch die exakten Wirkmechanismen im Gehirn vielfach noch ungeklärt sind.

Der Krankheitsverlauf und die Heilungschancen hängen stark davon ab, wie früh die Krankheit erkannt wird und inwiefern geeignete Maßnahmen eingeleitet werden, um die Leiden der Betroffenen zu lindern.

Beispiel 4: Welche Heilungschancen bestehen bei einer Depression?

Es gibt Heilungschancen. Die Lage ist nicht aussichtslos, es gibt Hilfe. In welchem Ausmaß das möglich ist, hängt von den Ursachen und den Symptomen ab. "Es gelingt aber bei allen Menschen eine Symptomreduktion, sodass sie wieder ein gutes Leben führen können", erklärt Wolfgang Aichhorn, Vorstand der Universitätsklinik für Psychiatrie, Psychotherapie und Psychosomatik (Christian-Doppler-Klinik) am Uniklinikum Salzburg. Zu den häufigsten Symptomen einer Depression zählen eine gedrückte, traurige Stimmung, Hoffnungslosigkeit und Antriebsschwäche. "Unter den zahlreichen weiteren möglichen Symptomen ist für die Betroffenen die Schlafstörung meistens subjektiv am belastendsten", weiß Aichhorn. Diese lasse sich in der Regel aber gut in den Griff bekommen, was allgemein zu einem erholteren Lebensgefühl führe. Restsymptome können bleiben Ist eine Depression gänzlich heilbar? Aichhorn beantwortet die Frage mit einem Ja. Medikamente und Psychotherapie könnten zur Symptomfreiheit von Betroffenen führen – in diesem Fall bestehe auch die Depression nicht mehr. Es können aber Restsymptome bleiben, zum Beispiel körperlicher Art, etwa Magen-Darm-Probleme, Kopf- oder Rückenschmerzen. Außerdem Müdigkeit, Antriebslosigkeit oder Lustlosigkeit.

Der Mediziner fügt dem Ja allerdings ein großes Aber hinzu: Neben der Behandlung im Hier und Jetzt sei die Prophylaxe mindestens genauso wichtig. Das heißt: verhindern, dass die Depression wiederkehrt. Das Risiko dafür ist nämlich relativ groß. "Innerhalb der ersten zwei Jahre liegt es bei rund 50 Prozent", sagt Aichhorn. Je häufiger ein Mensch eine depressive Phase hat, umso höher ist die Gefahr, erneut zu erkranken – ein Teufelskreis. Nimmt die Depression chronische Züge an, ist sie schwer in den Griff zu bekommen und bedarf spezieller Behandlungsmethoden. Gerade deshalb ist die Prophylaxe in der ersten depressiven Phase wichtig. "Gelingt es, eine erneute Depression zu verhindern, dann ist es durchaus möglich, dass die Erkrankung nie wieder auftritt, und der Mensch gilt als geheilt", fasst es Aichhorn zusammen.

Erfahrungsgemäß lasse sich die erste Episode einer Depression bei der Hälfte bis zwei Dritteln der Patienten sehr gut behandeln, so Aichhorn. Bei rund einem Drittel gestalte sich die Therapie schwieriger, sei aber trotzdem von Nutzen. Um die Neurotransmitter wieder ins Gleichgewicht zu bringen, werden Antidepressiva eingesetzt. Bis die Medikamente wirken und die Symptome verschwinden, dauert es in der Regel mehrere Wochen. Neben der medikamentösen Behandlung ist eine psychotherapeutische Gesprächstherapie üblich. Zusätzlich kann eine psychosoziale Beratung nötig sein, zum Beispiel bei Arbeitslosigkeit oder Konflikten in der Familie.

Um nach der ersten Depression eine Wiederkehr der Erkrankung und damit das Risiko eines chronischen Leidens zu verhindern, sei eine frühzeitige und konsequente Behandlung das Um und Auf. Dazu gehöre es auch, die Betroffenen über die Erkrankung, die Behandlungsdauer und die Nebenwirkungen ausreichend aufzuklären. Denn auch nach Abklingen der Symptome sei die Medikamenteneinnahme noch über einen längeren Zeitraum als Prophylaxe notwendig.

Neben Medikamenteneinnahme und Psychotherapie sollten Betroffene auch selbst aktiv werden, um einer erneuten depressiven Phase entgegenzuwirken. Dazu gehört zu lernen, die inneren Abwehrkräfte und damit die Resilienz zu stärken. Das gelingt zum Beispiel durch Achtsamkeitsübungen oder Beziehungspflege. "Denn wenn es gelingt, unter bestimmten Stressbedingungen die Stressachsen selbst zu kontrollieren, dann wird die Anfälligkeit für eine Depression deutlich geringer", erklärt Aichhorn. Auch eine gesunde Lebensführung mit ausreichend Bewegung wirke sich positiv aus und könne der Prävention dienen.

Wie bereits erwähnt, gilt die chronische Depression als sehr schwer therapierbar. Auf Antidepressiva und Gesprächstherapien sprechen die Betroffenen zumeist nicht an. In schweren Einzelfällen wird auf das Medikament Ketamin oder eine Elektrokrampftherapie gesetzt. Aber auch bei chronisch depressiven Menschen gibt es mittlerweile gute Erfahrungen mit positiver Beziehungsgestaltung. Seit knapp zwei Jahren ist in Österreich ein Konzept im Einsatz, das heilsame Beziehungserfahrungen als zentrales Element hat.

Ketamin eröffnet Chancen für die therapieresistente Altersdepression

Gerade Depressionen bei älteren Patienten können sich besonders renitent zeigen. Die Therapieresistenz im Alter, die auch ein erstes Symptom einer Demenzerkrankung sein kann, deutet auf andere Prozesse im Gehirn, als sei bei einer Depression im jüngeren Alter ablaufen. Zur Behandlung einer therapieresistenten Altersdepression wurde in früheren Studien Ketamin empfohlen. Eine australische Studie, die unter anderem an der Universität von New South Wales in Sydney unter Leitung von Neuropsychiaterin Prof. Loo durchgeführt wurde, überprüfte nun die Wirksamkeit und Sicherheit dieser Behandlung. Dabei wurde zusätzlich analysiert, ob mehrmalige Anwendung verträglich ist und zur verbesserten Wirksamkeit und möglicher Symptomfreiheit beitragen könnte.

16 Patienten im Alter von mindestens 60 Jahren mit behandlungsresistenter Depression wurden in dieser Studie in abwechselnden Behandlungsphasen zufällig entweder mit einem Vergleichsmedikament (Midazolam) oder mit Ketamin (unter die Haut, also subkutan, injiziert) behandelt. Weder ihre Ärzte noch die Patienten selbst wussten jeweils, ob sie das Medikament oder die sogenannte aktive Kontrolle erhielten. Die Behandlung erfolgte in bis zu 5 Injektionen (0,1, 0,2, 0,3, 0,4 und 0,5 mg/kg) jeweils in einem Abstand von mindestens einer Woche. Nach einer Beobachtungsphase von einem halben Jahr wurden die Teilnehmer, die entweder einen Rückfall erlitten oder nie die Symptomfreiheit erreicht hatten, in einer offenen Studienphase weiterbehandelt. In dieser Phase erhielten die Patienten 12 separate Ketaminbehandlungen. Stimmung, Gehirnaktivität und typische in der Mimik sichtbare Symptome der Depression wurden an den Behandlungstagen von Beobachtern eingeschätzt, die nicht über die jeweilige Behandlung und Dosis informiert waren. Die Patienten wurden jeweils für ein halbes Jahr im Anschluss an die Behandlung beobachtet.

7 der 14 Patienten, die die erste Studienphase komplett durchgeführt hatten, erreichten mit der Ketaminbehandlung Symptomfreiheit. Bei 5 dieser Patienten konnte dies mit einer Dosis von unter 0,5 mg/kg erreicht werden. Dosierungen über 0,2 mg/kg waren klar wirksamer als das Kontrollmedikament Midazolam. Ketamin wurde im Allgemeinen gut vertragen. Die wiederholte Behandlung führte außerdem mit höherer Wahrscheinlichkeit zur Befreiung von depressiven Symptomen oder einer längeren rückfallfreien Phase.

Diese Studie bietet damit erste, vorläufige Hinweise auf eine Behandlungsmöglichkeit bei der therapieresistenten Depression bei älteren Patienten. Die Dosierung des Ketamins kann dabei schrittweise für jeden Patienten angepasst werden, um die beste Wirksamkeit zu erreichen und gleichzeitig gut verträglich zu sein. Injektionen unter die Haut sind dabei eine gut anwendbare und akzeptierte Anwendungsform. Die Studie findet zusätzlich, dass wiederholte Behandlungen die Wahrscheinlichkeit der Symptomfreiheit erhöhen können.

Diese Studie war noch sehr klein, es wurden nur wenige Patienten behandelt und beobachtet. Ketamin gewinnt allerdings zurzeit bei verschiedenen Aspekten der Depressionsbehandlung an Bedeutung. Wenn eine Therapieresistenz vorliegt und andere Mittel ausgeschöpft sind, könnte dieser Ansatz also durchaus sinnvoll angedacht werden.

Beispiel 5: Ernährung kann Depression heilen

In ihrer jüngsten Studie, die im Januar 2017 im Fachmagazin "BMC Medicine" veröffentlicht wurde, konnten Jacka und ihr Forscherteam jedoch beweisen: Eine Ernährungstherapie kann Depressionen lindern, teilweise sogar heilen. In einigen Fällen sogar ganz ohne medikamentösen Einsatz. Die Ernährungs-Expertin sagt:

Wir wissen schon seit einiger Zeit, dass es einen eindeutigen Zusammenhang zwischen Ernährungsweise einer Person und ihrem Risiko für Depressionen gibt. Eine gesunde Ernährung reduziert deutlich die Gefahr, eine Depression zu entwickeln, während eine ungesunde Ernährung das Risiko erhöht.

Erstaunliche Ergebnisse

Für die dreimonatige Studie wurden Erwachsene, die alle an schweren Depressionen litten, in zwei Gruppen eingeteilt. Eine Gruppe erhielt Gruppentherapie, die andere eine Ernährungstherapie.

Die Ernährungsgruppe nahm hauptsächlich Obst, Gemüse, Vollkorngetreide, Hülsenfrüchte, Nüsse und Olivenöl zu sich. Verzichtet wurde auf verarbeitete Fleisch- und Wurstwaren, Auszugsmehle, Frittiertes, Softdrinks, Süßigkeiten und Fast Food.

Nach drei Monaten bestätigten alle Teilnehmer der Ernährungsgruppe eine deutliche Besserung ihrer Symptome. Ein Drittel galt sogar als geheilt. In der Gruppentherapie-Gruppe dagegen nur 8 Prozent.

Umfassende Ernährungsberatung für Patienten

Die Forscher der Deakin Universität empfehlen daher, dass depressive Patienten auf jeden Fall eine umfassende Ernährungsberatung erhalten sollten. Noch bevor zu Medikamenten gegriffen wird.

Selbstverständlich ist in einigen Fällen eine zusätzlich medikamentöse Behandlung unumgänglich. Die Entscheidung darüber sollte immer der behandelnde Arzt treffen.

Nur wenige Menschen sind sich den Zusammenhang zwischen Ernährung und Depressionen wirklich bewusst. Neben dramatischen Erlebnissen spielt aber auch unsere Ernährung eine wichtige Rolle bei der Entstehung, sowie dem Schweregrad und der Dauer einer Depression eine Rolle.

Falsche Ernährung hindert die Psyche gesund zu werden

Unser Gehirn ist das Steuersystem unseres Körpers. Er steuert über Nervenfasern, aber auch über die Gefühle und die Emotionen.

Signale werden an die Nervenfasern abgegeben, die darüber entscheiden, was wir gerade tun oder wie wir uns fühlen.

Um uns glücklich und zufrieden zu fühlen, benötigen wir Serotonin.

Bei Motivation und Energie braucht das Gehirn Noradrenalin. Sind diese wichtigen Gehirnboten vorhanden, sind wir voller Glück und Zufriedenheit und Energie.

Für die Serotoninherstellung benötigt das Gehirn die Aminosäuren Tryptophan, Hydroxylase, das gemeinsam mit Vitamin B6 und Magnesium das Tryptophan in 5-HTP umwandelt.

Fehlen dem Körper wertvolle Nährstoffe kann er die Botenstoffe nicht mehr ausreichend herstellen. Wir werden müde, energielos, unglücklich und depressiv.

Doch was muss passieren, dass nicht mehr ausreichend Noradrenalin und Serotonin gebildet wird? Die Antwort liegt klar auf der Hand, wir essen zu viel ungesundes, wie etwa Fast Food oder zuckerhaltige Speisen und zu wenig gesunde Nahrungsmittel. Zudem wird durch eine ungesunde Ernährung auch die Darmflora zerstört, welche ebenso eine wichtige Funktion für unser psychisches Wohlbefinden hat.

Sobald ein Mensch zu viel Ungesundes isst, erhalten die "bösen" Bakterien im Darm die Möglichkeit sich zu vermehren. Diese zerstören die Darmschleimhaut, verursachen Entzündungen und sorgen dafür, dass die Nährstoffe nicht mehr richtig aufgenommen werden. Jene Nährstoffe, die der Körper benötigt, um wichtige Gehirn Botenstoffe zu produzieren.

Ist eine Depression diagnostiziert worden, fehlen meist auch folgende Nährstoffe: Omega 3-Fette, Magnesium, B-Vitamine, Vitamin D, Vitamin C.

Bei einer Depression ist es wichtig, die Serotonin und Noradrenalin Produktion wieder etwas anzuregen und gleichzeitig die destruktive Nahrung zu reduzieren.

Das bedeutet im Klartext Fertignahrung und Zucker zu meiden. Denn diese Lebensmittel liefern nur wenig Nährstoffe und machen träge. Besser ist es, pflanzliche und frische Lebensmittel auf den Speiseplan zu stellen.

Um die benötigten Nährstoffe zu bilden, braucht der Körper vermehrt Magnesium, Vitamin B6 und die Aminosäure Tryptophan, um das stimmungsaufhellende Serotonin herzustellen.

Der Großteil des Magnesiums, geht über die Verdauung allerdings verloren. Besser ist es, Magnesium über die Haut aufzunehmen. Dies gelingt mit einem Vollbad, das einmal die Woche genommen wird.

Das Vitamin B6 existiert in Leinsamen, Avocados, Pistazien und Bananen. Die Aminosäure Tryptophan sind reichlich vorhanden in Cashewkernen, Mandeln und Walnüssen.

Das Noradrenalin steigert die Kraft, Motivation und den Ehrgeiz und ist reichlich zu finden in Äpfeln, Ananas, Bananen, Mandeln und Avocados. Diese Lebensmittel bieten spezielle Verbindungen, die dem Körper helfen, das Noradrenalin zu bilden.

Die Einnahme von Folsäure lassen die Symptome einer Depression in manchen Fällen um gut 90% senken. Essen Sie hierfür Spinat, Erdnüsse und Erbsen.

Neben Folsäure sind auch noch die Vitamine B2, B6, B12, Zink und Magnesium wichtig. Denn fehlt dem Körper Zink, wird er träge und müde. Schwindel und Angst können auch eine Folge von Zinkmangel sein. Um diesen Mangel zu beheben, helfen Heidelbeeren, Haselnüsse, Paranüsse und Cashewkerne.

Wenn Sie viel Leinsamen, Chiasamen und Walnüsse essen, helfen Sie dem Körper, wertvolle Omega-3 fette aufzunehmen. Diese besonderen Fette schützen nicht nur vor Depressionen, sondern wirken auch entzündungshemmend.

Langfristig hilft die richtige Ernährung gegen Depressionen

Natürlich ist es wichtig einen Arzt zu Rate zu ziehen, wenn es akut ist und man schnelle Hilfe braucht. Dennoch schützt die richtige Ernährung auf lange Sicht vor seelischen Tiefpunkten und gar Erkrankungen. Manchmal lässt es sich gar nicht umgehen, Medikamente zu nehmen, dennoch kann es auch mit einer richtigen Lebensweise und einer sehr gesunden Ernährung gelingen, sich wieder frei und glücklich zu fühlen. Unser Körper agiert ähnlich wie ein Auto, er benötigt Treibstoff - und zwar den Richtigen. Damit auch das Gehirn alle Funktionen gut übernehmen kann, benötigt der Körper ausreichende Zufuhr hochwertiger Nährstoffe. Fallen wichtige Nährstoffe dauerhaft weg, wird nicht nur der Körper krank, sondern auch die Psyche. Daher ist auch die Bewegung von so großer Bedeutung. Denn durch Sport und frische Luft schüttet der Körper Endorphine aus und somit eine gutgelaunte Stimmung.

Beispiel 6: Kann Magnetismus Depressionen dauerhaft heilen?

Nach einer aktuellen Schätzung des Bundesministeriums für Gesundheit leiden weltweit 350 Millionen Menschen an einer Depression – 60 Prozent davon aktuell ohne in ärztlicher Behandlung zu sein. Der Grund: Viele der Betroffenen befürchten Nebenwirkungen beim Einsatz von Antidepressiva oder sprechen auf diese medikamentöse Behandlungsmethoden nicht an. Eine neue Magnet-Therapie verspricht nun Heilung – und zwar ganz ohne Nebenwirkungen.

Forscher der Cambridge University in Massachusetts (USA) zeigen in einer kürzlich veröffentlichten Studie, dass sich Depressionen erfolgreich ohne den Einsatz von Psychopharmaka behandeln lassen. Für die Untersuchung unterzogen sich 257 Probanden mit klinisch diagnostizierten Depressionen der sogenannten „Transcranial Magnetic Stimulation“ (TMS). Keiner der Patienten hatte im Vorfeld auf herkömmliche, medikamentöse Behandlungsmethoden angesprochen.

Die Studie belegte, dass nach einer zwölfmonatigen Behandlungszeit bei 68 Prozent der Studienteilnehmer die Symptome der Depressionen deutlich zurückgegangen waren. Rund 45 Prozent zeigten keine Anzeichen mehr für eine Depression und gelten als geheilt.

Was geschieht bei einer TMS-Behandlung?

Bei Patienten mit Depressionen sind chemische Prozesse im Gehirn gestört. Das neue TMS-Verfahren stimuliert mithilfe von magnetischen Impulsen die Nervenzellen im Gehirn, wodurch sich die chemische Aktivität der Neuronen wieder normalisieren kann.

Für die TMS-Behandlung wird auf der linken Kopfseite des Patienten eine Elektromagnet-Elektrode platziert. Darüber werden magnetische Impulse auf das Gehirn übertragen, die in etwa so stark wie die eines Magnetresonanztomographen (MRT) sind.

Eine einzelne Sitzung dauert rund 40 Minuten und kann problemlos täglich erfolgen. Die begleitende Verabreichung von Medikamenten – wie zum Beispiel Beruhigungsmittel – ist für die Behandlung nicht nötig. Zudem sind – abgesehen von leichten Kopfschmerzen in vereinzelten Fällen – keine Nebenwirkungen bekannt.

Das TMS-Verfahren hat bereits 2008 alle klinischen Tests erfolgreich bestanden und ist eine in ganz Europa zugelassene Behandlungsmethode für Erwachsene. Die Kosten einer kompletten Behandlung -– sie dauert in der Regel 12 Monate – liegen bei mehreren tausend Euro. Für eine einzelne Sitzung werden je nach Einrichtung zwischen 35 und 50 Euro berechnet.

Zurzeit wird die Magnet-Stimulations-Therapie in Deutschland in zahlreichen Kliniken und Praxen angeboten. Allerdings gehört das Verfahren – trotz beeindruckender Behandlungsergebnisse – zu den sogenannten „Individuellen Gesundheitsleistungen“ (IGeL) und wird deswegen von gesetzlichen Krankenkassen nicht übernommen.

Beispiel 7: Lichttherapie kann bei Depressionen helfen

Manche Depressionserkrankungen lassen sich mit klassischen Medikamenten schwer in den Griff bekommen. Aber manche andere Behandlungsansätze wie Tiefenhirnstimulation oder Elektrokrampftherapie schrecken Patienten ab, selbst wenn sie in manchen Fällen sehr wirksam sind. Mit dem wachsenden Verständnis für die Grundlagen der Depressionserkrankung wächst auch unser Wissen über mögliche Faktoren, die bei einer Depression wichtig sein könnten. Dazu gehören giftige Abbauprodukte der normalen Zellaktivität (oxidativem Stress), entzündliche Prozesse im Gehirn (Neuroinflammation) und ein verlangsamter oder verringerter Stoffwechsel (Metabolismus), der auch zu reduzierter Geschwindigkeit bei Reparatur und Abtransport von toxischem Abfall führen kann.

Einige dieser Elemente scheinen ohne direkte Eingriffe in den Körper (nicht-invasiv) mit Licht behandelt werden zu können. Frühere Studien haben gezeigt, dass ein für uns nicht sichtbares, durch den Schädel durchscheinendes Licht (transkranielles Nahinfrarotlicht) bei der Behandlung traumatischer Gehirnverletzungen, aber auch bei Kopfschmerz und einigen Folgesymptomen von Schlaganfall helfen kann. Der Mechanismus dieser Lichtbehandlung ist nicht vollständig geklärt, scheint aber ein spezielles Enzym (die Cytochrom-c-Oxidase) in den Kraftwerken unserer Zellen, den Mitochondrien, zu involvieren. Weiter berichteten Studien, dass dieses Licht verstärkt zur Freisetzung verschiedener Substanzen wie beispielsweise einem Nervenwachtumsfaktor im Gehirn (BDNF) führen kann. Interessanterweise bewirken manche Antidepressiva oder auch Sporttherapie die Freisetzung von BDNF und könnten dadurch wirksam sein. Dr. Henderson und Dr. Morries aus Centennial, USA,

Experten für Psychiatrie und Lichttherapie, untersuchten nun, ob Nahinfrarotlicht bei der Behandlung von Depressionen helfen könnte.

Dazu wurden 39 Patienten rekrutiert, die zwischen März 2013 und Mai 2017 wegen traumatischer Gehirnverletzungen behandelt worden waren. Gerade diese Patienten leiden häufig auch langjährig unter Depressionen. In Fragebögen gaben die Patienten eine Einschätzung der Schwere ihrer Depressionssymptome an (Hamilton Depressionsbewertungsskala). Jeder Patient füllte zudem den Schnellfragebogen QIDS zu depressiven Symptomen {quick inventory of depression symptomatology- self report) vor und nach der Behandlung aus. Die Patienten wurden mit starkem Nahinfrarotlicht (sogenanntes multi-Watt NILT, Wellenlänge 810/980 nm mit 8-15 Watt) auf Stirn und beidseitige Schläfen jeweils für 9 bis 12 Minuten bestrahlt.

Sämtliche Patienten entsprachen den QIDS-Fragebogenkriterien für milde bis schwere Depression. 69 % der Patienten waren bereits vorher mit Antidepressiva behandelt worden. Für 36 von 39 Patienten reduzierten sich die QIDS-Werte auf mindestens die Hälfte der Vorbehandlungswerte. Diese Wirkung trat durchschnittlich nach etwa 17 Behandlungen, also nach etwa 3 bis A Wochen, ein. Bei 32 der 39 Patienten konnte sogar Symptomfreiheit, also Remission, festgestellt werden (QIDS-Wert höchstens 5). Im Vergleich über alle Patienten sank der QIDS-Wert von 14 auf 3. Berechneten die Forscher den Wert nach höchstens 12 Behandlungen, so sank der durchschnittliche Wert immer noch auf nur 4 Punkte. 13 der Patienten erhielten die gesamte Behandlungsreihe in einem Zeitraum von bis zu 8 Wochen (durchschnittlich 5 Behandlungen pro Woche), was im Vergleich zu allen, auch nur kurz behandelten Patienten, kaum einen Unterschied zeigte. Die Behandlungen brachten vergleichbar viel Verbesserung sowohl bei kurzen als auch längeren Anwendungen. Bis auf 2 Patienten litt keiner mehr im Anschluss an die Behandlung unter suizidalen Gedanken. Die Remissionspatienten waren für bis zu 55 Monate im Anschluss an die Behandlungsreihe symptomfrei.

Die Patienten schienen demnach von auf Stirn und Schläfen gestrahltem Nahinfrarotlicht (Multi-Watt NILT) zu profitieren. Verbesserungen der Depressionen zeigten sich oft innerhalb von 4 Behandlungen und verschwanden bei manchen Patienten komplett innerhalb von 4 Wochen. Diese Studie deutet damit darauf hin, dass Nahinfrarotlicht eine wirksame und schnelle Behandlung für Depressionen, zumindest bei Patienten mit vorherigen traumatischen Gehirn Verletzungen, bieten könnte. Ob dieser Ansatz auch bei anderen Depressionserkrankungen erfolgversprechend sein könnte, müssen weitere Studien zeigen. Nach bisheriger Studienlage ist dies aber naheliegend. Diese Studie wurde offen (die Patienten wussten, dass sie behandelt wurden) und unkontrolliert (keine Scheinbehandlung zum Vergleich) durchgeführt, zeigt aber trotzdem spannende und vielversprechende Ergebnisse, die in weiteren kontrollierten klinischen Studien überprüft werden müssen. Diese Form der Lichtstimulation könnte bei Depressionen also auch eine Therapieergänzung sein.

Beispiel 8: Die Heilung einer Depression sind bei frühzeitiger Behandlung gegeben (Erfahrungsbericht der Rhein Jura Klinik)

Depressive Erkrankungen gehören zu den meisten psychischen Störungen. Fast jeder Fünfte erkrankt einmal in seinem Leben an einer Depression – das sind rund 18 % der Bevölkerung. Eine frühe Diagnose und Therapie sind wichtig, um die Erkrankung erfolgreich zu besiegen oder einzudämmen.

Das erste Mal tritt eine Depression bei den meisten Menschen im Alter von 25 – 35 Jahren auf. Frauen erkranken doppelt so häufig wie Männer. Drei von vier depressiv erkrankten Menschen leiden im Laufe ihres Lebens auch an einer weiteren psychischen Störung – am häufigsten einer Angststörung.

In der Regel tritt eine Depression in Phasen auf. Sie ist zeitlich begrenzt (durchschnittlich 6 – 8 Monate) und klingt oft ohne eine Behandlung wieder ab. Bei über der Hälfte der Betroffenen kommt es nach der ersten Erkrankung zu einer weiteren depressiven Phase.

Nach zweimaliger Erkrankung erhöht sich die Wahrscheinlichkeit, erneut an einer Depression zu erkranken, bereits um 70 %.

Frühzeitige Therapie verspricht gute Heilungschancen bei Depression

Die Behandlung von Depression in unserer Klinik richtet sich danach, ob der Patient das erste oder wiederholte Mal an einer Depression leidet. Nicht jede Depression muss sofort mit Psychotherapie und Medikamenten behandelt werden. Am Anfang jeder Behandlung steht immer ein ausführliches differenzialdiagnostisches Gespräch.

Die Dauer einer depressiven Erkrankung kann durch eine frühzeitige Behandlung deutlich verkürzt werden: auf durchschnittlich 16 Wochen. Außerdem wird die Rückfallrate erheblich gesenkt.

Haben Sie das Gefühl, an einer Depression erkrankt zu sein? Machen Sie unseren Selbsttest und erhalten Sie eine bessere Einschätzung darüber, ob Sie an einer depressiven Phase leiden.

Nehmen Sie Kontakt zu uns auf, wenn Sie das Gefühl haben, Sie leiden an einer Depression. Eine frühzeitige Behandlung verspricht gute Heilungschancen – wir helfen Ihnen.

Beispiel 9: Antidepressiva sind hilfreich bei mittelschweren und schweren chronischen Depressionen

Antidepressiva sind wie die Psychotherapie ein wichtiger Baustein bei der Behandlung von Depressionen. Sie sollen die Beschwerden lindern und Rückfällen vorbeugen.

Es gibt unterschiedliche Ansichten dazu, wie hilfreich Antidepressiva sind, um die Symptome einer Depression zu lindern. Manche zweifeln an ihrer Wirksamkeit, andere halten sie für unverzichtbar. Dabei ist es bei diesen Medikamenten wie mit vielen anderen Behandlungen auch: Sie können in bestimmten Situationen helfen, in anderen nicht. Wirksam sind sie bei mittelschweren, schweren und chronischen Depressionen, bei leichten vermutlich nicht. Außerdem können sie Nebenwirkungen haben. Wichtig ist, die Vor- und Nachteile einer Behandlung mit Antidepressiva gemeinsam mit der Ärztin oder dem Arzt abzuwägen.

Ziel einer Behandlung mit Antidepressiva ist es vor allem, die depressiven Beschwerden wie starke Niedergeschlagenheit und Erschöpfung zu beseitigen und ein erneutes Auftreten zu vermeiden. Die Medikamente sollen helfen, das seelische Gleichgewicht wieder zu erreichen und einen normalen Alltag gestalten zu können. Sie sollen aber auch innere Unruhe, Angst, Schlafstörungen oder Gedanken an Selbsttötung (Suizid) lindern.

Dieser Text beschäftigt sich mit der medikamentösen Behandlung der häufigsten depressiven Erkrankung, der sogenannten unipolaren Depression. Die Therapie einer manisch-depressiven Erkrankung (bipolare Störung) wird hier nicht beschrieben.

Welche Antidepressiva gibt es?

Zur Behandlung von Depressionen stehen viele verschiedene Wirkstoffe zur Verfügung, die sich zu unterschiedlichen Gruppen zusammenfassen lassen. Dieser Text informiert vor allem über die folgenden, am häufigsten verwendeten Antidepressiva:

- trizyklische Antidepressiva (TZA)
- selektive Serotonin-Wiederaufnahmehemmer (SSRI)
- selektive Serotonin-Noradrenalin-Wiederaufnahmehemmer (SSNRI)

Trizyklische Antidepressiva sind am längsten auf dem Markt. Sie werden als Antidepressiva der ersten Generation bezeichnet. SSRI und SSNRI gehören zu den Antidepressiva der zweiten Generation.

Weniger häufig verschrieben werden:

- Alpha-2-Rezeptor-Antagonisten
- Monoaminoxidase(MAO)-Hemmer
- selektive-Noradrenalin-Wiederaufnahmehemmer
- selektive Noradrenalin-/Dopamin-Wiederaufnahmehemmer
- Melatonin-Rezeptor-Agonist und Serotonin-5-HT2C-Rezeptor-Antagonist

Darüber hinaus gibt es Medikamente wie Trazodon und Lithium, die keiner Gruppe zugeordnet werden; außerdem pflanzliche Arzneimittel wie das Johanniskraut.

Wie wirken Antidepressiva?

Nervenzellen des Gehirns verwenden verschiedene Botenstoffe, um Reize weiterzuleiten. Auch wenn noch nicht alle Details geklärt sind, gehen Fachleute davon aus, dass bei einer Depression das Gleichgewicht von bestimmten Botenstoffen wie zum Beispiel Serotonin verändert ist und manche Nervenverbindungen deshalb gehemmt sind. Antidepressiva sollen die Verfügbarkeit dieser Botenstoffe im Gehirn wieder verbessern. Die verschiedenen Wirkstoffe erreichen dies auf unterschiedliche Weise.

Wie verläuft die Behandlung?

Antidepressiva werden normalerweise täglich eingenommen. In den ersten Wochen und Monaten geht es darum, die Beschwerden zu lindern und die Depression möglichst zum Verschwinden zu bringen. Wenn dieses Ziel erreicht ist, wird die Behandlung noch mindestens vier bis neun Monate fortgesetzt. Diese sogenannte Erhaltungstherapie ist wichtig, um erneuten Beschwerden vorzubeugen. Manchmal werden die Medikamente auch noch länger eingenommen, um Rückfälle zu vermeiden (Rückfallprophylaxe). Die Dauer der Einnahme hängt unter anderem davon ab, wie sich die Beschwerden entwickeln und ob ein erhöhtes Rückfallrisiko besteht. Manche Menschen nehmen über mehrere Jahre Antidepressiva.

Während der Behandlung sind regelmäßige Arztbesuche wichtig. Dabei wird besprochen, ob sich die Beschwerden gebessert haben und ob Nebenwirkungen aufgetreten sind. Wenn nötig, wird die Medikamentendosis angepasst. Keinesfalls sollte man die Dosierung der Tabletten selbstständig erhöhen oder verringern: Das kann dazu führen, dass die Tabletten nicht ausreichend wirken oder mehr Nebenwirkungen auslösen.

Zum Ende der Behandlung wird die Dosis über Wochen allmählich verringert. Es kann beim Absetzen vorübergehend zu Schlafstörungen, Übelkeit oder Unruhe kommen. Solche Beschwerden treten vor allem dann auf, wenn Antidepressiva abrupt abgesetzt werden. Ein eigenständiges Absetzen der Medikamente, sobald es einem besser geht, erhöht außerdem das Risiko für ein erneutes Auftreten der Depression. Anders als viele Schlaf- und Beruhigungsmittel machen Antidepressiva aber nicht körperlich abhängig oder süchtig.

Wie gut lindern Antidepressiva die Beschwerden?

Es gibt zwar viele verschiedene Wirkstoffe gegen Depressionen. Wie gut ein bestimmtes Medikament aber einem einzelnen Menschen hilft, ist schwer vorhersehbar. Ärztinnen und Ärzte schlagen deshalb zu Beginn einer Behandlung oft einen Wirkstoff vor, den sie als wirksam und relativ verträglich einschätzen. Hilft das Medikament nicht wie erwartet, besteht die Möglichkeit, auf ein anderes zu wechseln. Manchmal müssen erst verschiedene Mittel ausprobiert werden, um ein wirksames zu finden.

Studien zeigen, dass der Nutzen vom Schweregrad der Depression abhängt: Je schwerer eine Depression, desto eher überwiegen die Vorteile. Das heißt, bei chronischen, mittelschweren und schweren Depressionen sind Antidepressiva wirksam. Bei leichten Depressionen ist ihr Nutzen zweifelhaft.

Die verschiedenen Antidepressiva wurden bereits in vielen Studien miteinander verglichen. Insgesamt schnitten die häufig eingesetzten trizyklischen Antidepressiva, SSRI und SSNRI dabei ähnlich ab. Für Erwachsene mit einer mittelschweren oder schweren Depression zeigen Studien:

Ohne Antidepressiva: Bei etwa 20 bis 40 von 100 Menschen, die Tabletten ohne Wirkstoff (Placebos) einnahmen, besserten sich die Beschwerden innerhalb von sechs bis acht Wochen.

Mit Antidepressiva: Bei etwa 40 bis 60 von 100 Menschen, die ein Antidepressivum einnahmen, besserten sich die Beschwerden innerhalb von sechs bis acht Wochen.

Das bedeutet: Bei zusätzlich etwa 20 Menschen besserten sich die Beschwerden durch die Einnahme der Antidepressiva.

Beispiel 10: Psychotherapie bei Depressionen im Fokus belastbarer Beziehungserfahrungen hat sich als erfolgreich bewiesen

Chronische Depressionen gelten als schwer behandelbar. Nun konnten Wissenschaftler zeigen, dass eine spezifische Psychotherapie, bei der belastende Beziehungserfahrungen besonders berücksichtigt werden, besser helfen kann als andere psychotherapeutischen Interventionen.

Bei der chronischen Depression leiden die Betroffen mindestens zwei Jahre durchgehend an den depressiven Beschwerden. In der Regel haben die Erkrankten viele gescheiterte Therapieversuche hinter sich, weshalb sie kaum noch an eine Besserung glauben. Oft sind bei den Betroffenen auch zwischenmenschliche Kontakte besonders beeinträchtigt, was einen Therapieerfolg noch schwieriger werden lässt. Nun haben Wissenschaftler vom Universitätsklinikum Freiburg in Zusammenarbeit mit dem Universitätsklinikum Hamburg-Eppendorf (UKE) sowie weiteren sechs deutschen Universitäten gezeigt, dass eine spezifische Psychotherapie zur Behandlung chronischer Depressionen, bei der belastende Beziehungserfahrungen besondere Berücksichtigung erfahren, einer unspezifischen unterstützenden Psychotherapie überlegen ist und auch bei chronischen Depressionen zu Verbesserungen führen kann.

Zwischenmenschliche Beziehungen erfolgreicher gestalten

In den letzten Jahren wurde erstmals eine spezifische und strukturierte Psychotherapie zur Behandlung chronischer Depression entwickelt, das „Cognitive Behavioral Analysis System of Psychotherapy“ (CBASP). In dieser von James McCullough in den USA entwickelten Behandlung fokussieren die Therapeuten intensiv auf belastende Beziehungserfahrungen, über die viele chronisch depressive Patienten berichten. „Die Patienten lernen während der Therapie, den Zusammenhang der aktuellen Probleme mit früheren verletzenden Erfahrungen zu erkennen und ihre zwischenmenschlichen Beziehungen im Alltag erfolgreicher zu gestalten“, so UKE-Professor Martin Härter.

Um den Erfolg des CBASP-Ansatzes zu bewerten, haben die Wissenschaftler die Therapie nun in einer Studie mit einer unterstützenden Psychotherapie, einer sogenannten supportiven Therapie, verglichen. Zu diesem Zweck behandelten sie an acht universitären Zentren 268 Patienten mit früh begonnener chronischer Depression. Die Patienten erhielten per Zufall eine der beiden Behandlungen zugeteilt. Die ambulanten Einzeltherapien dauerten jeweils ein Jahr, umfassten 32 Sitzungen und wurden ohne begleitende Medikation durchgeführt.

Auch chronische Depressionen sind behandelbar

Wie sich zeigte, führten beide Behandlungen zu einer deutlichen Besserung für die Patienten. Diese zeigte sich sowohl in der Verminderung der depressiven Symptome als auch in einer verbesserten allgemeinen Leistungsfähigkeit und Lebensqualität. Auf die spezifische Therapie mit CBASP sprachen jedoch mehr Patienten an, nämlich 53 Prozent im Vergleich zu 41 Prozent bei der supportiven Therapie. Auch eine vollständige Besserung der depressiven Symptome (Remission) wurde unter CBASP deutlich häufiger erreicht (37 Prozent im Vergleich zu 26 Prozent). Das ist angesichts der Schwere und Hartnäckigkeit der Erkrankung ein beachtlicher Erfolg, so die Einschätzung der Wissenschaftler.

„Das wichtigste Ergebnis dieser Studie ist aus unserer Sicht, dass auch schwer behandelbaren chronisch depressiven Patienten mit einer alleinigen störungsspezifischen Psychotherapie geholfen werden kann, wenn diese Psychotherapie über einen längeren Zeitraum angeboten wird“, erläutert Professor Elisabeth Schramm von der Universitätsklinik Freiburg. Die Studie sei die erste, in der die Wirksamkeit der neu entwickelten Methode im Vergleich zu einer unspezifischen Psychotherapie geprüft wurde. Und Professor Härter ergänzt: „Möglicherweise lässt sich der Behandlungserfolg durch eine Kombination aus Psychotherapie und antidepressiver Medikation in der Zukunft noch steigern, dies müsste in Folgestudien untersucht werden.“

25. Themenbereich Burnout

was ist Burnout und wie äußert er sich?

"Burnout" (engl. "to burn out" = "ausbrennen") ist ein Sammelbegriff und steht für einen emotionalen, geistigen und körperlichen Erschöpfungszustand, der durch eine Antriebs- und Leistungsschwäche gekennzeichnet ist und typischerweise am Ende eines monate- oder sogar jahrelang andauernden "Teufelskreises" aus Überarbeitung und Überforderung steht. "Burnout" und "Burnout Syndrom" meinen das Selbe.

Burnout: die "Krankheit der Tüchtigen"

Vor allem die Pflichtbewussten, Menschen die sich einsetzen und denen gute Resultate wichtig sind, die es genau nehmen mit dem was sie tun, die sind besonders gefährdet.

Ein Burnout kann prinzipiell jeden treffen, d.h. nicht nur Berufstätige, sondern auch Hausfrauen, Arbeitslose, Rentner oder Schüler. Da die Burnout-Forschung aber in der Untersuchung spezieller Berufsgruppen wurzelt, beziehen sich die meisten Beschreibungen und Analysen auf Betroffene in der erwerbstätigen Bevölkerung.

Spätestens seit Bekanntwerden prominenter Burnout-Fälle unter weltweit bekannten Sportlern (wie beispielsweise Profifussballer Jan Simák oder Skispringer Sven Hannawald), Popstars (so z.B. Mariah Carey, Chris Watrin von US5 oder Peter Plate von Rosenstolz) und Politikern (z.B. der deutsche Ministerpräsident Matthias Platzeck oder der ehemalige Parteipräsident der FDP Schweiz Rolf Schweiger1)), die deswegen ihre Karrieren beenden oder zumindest zeitweise auf Eis legen mussten, rückt das Burnout Syndrom zunehmend in die öffentliche Aufmerksamkeit und in das Blickfeld der Medien.

Repräsentativen Studien zufolge sind rund 7% aller Erwerbstätigen von einem Burnout-Syndrom betroffen, etliche weitere sind Burnout-gefährdet. Die Vorkommenshäufigkeit ist in bestimmten Berufsgruppen (wie z.B. Manager, Unternehmensberater, Unternehmer, Lehrer, Sozialarbeiter, Pflegepersonal, Gefängnispersonal, Pfarrer, Ärzte etc.) deutlich höher als in anderen. Entscheidend für das Zustandekommen eines Burnout-Syndroms ist aber nicht etwa die Anzahl der Arbeitswochenstunden oder die Art der beruflichen Aufgaben, sondern komplexe Wechselwirkungen von Arbeitsbedingungen und individuellen Voraussetzungen, die zu anhaltendem Stress und schliesslich zur vollständigen Erschöpfung führen.

Alarmsignale und Symptome des Burnout-Syndroms

Das Burnout-Syndrom macht sich in verschiedenen Stadien anhand unterschiedlichster Symptome bemerkbar und tritt dabei in vielfältigen Varianten und sehr individuellem Maße auf.

Im Anfangsstadium besteht eher grundlegend ein diffuses Gefühl, dass etwas nicht in Ordnung ist. Das kann einhergehen mit gelegentlicher grundloser Angst und beginnenden körperlichen Beschwerden.

Erste konkrete Anzeichen einer drohenden oder beginnenden Burnout-Symptomatik können vermehrter Einsatz, nahezu pausenloses Arbeiten, der subjektive Eindruck der eigenen Unentbehrlichkeit, das Gefühl eigentlich nie mehr richtig Zeit für sich zu haben, also die zunehmende Verleugnung der eigenen Bedürfnisse und die Beschränkung zwischenmenschlicher Kontakte sein.

Im fortgeschrittenen Stadium kommen Gefühle wie Ärger, Unzufriedenheit, Gereiztheit oder auch das Gefühl ausgenutzt oder betrogen zu werden hinzu. Die körperlichen Symptome nehmen zu. Burnout-Patienten klagen dabei über unterschiedlichste Beschwerden wie Mattheit und Erschöpfung, Ruhelosigkeit, Niedergeschlagenheit, Depression und Ängste, aber auch Schlafstörungen, sexuelle Probleme, Kopf- und Rückenschmerzen, Tinnitus, Herzrasen, Magenkrämpfe und andere körperliche Gebrechen.

Bei weiterem Fortschreiten der Symptomatik treten zunehmend Gefühle von Sinnlosigkeit, Versagen, Misstrauen auf. Die Patienten sind sehr schnell erschöpft, mechanisieren ihre Leben so weit wie möglich, ziehen sich zurück und fallen in Apathie.

Beschwerden, Schmerzen oder ein geschwächtes Immunsystem können viele Ursachen haben - jedem geht es ab und an mal nicht so gut. Sich krank zu fühlen, sollte nicht zum Dauerzustand werden. Wann gesteht man sich dann ein, dass die Grenze der Belastbarkeit überschritten ist, man selbst zu hohe Erwartungen in eigene Leistungen setzt und nicht alle gesteckten Ziele erreichen kann?

Wie äußert sich Burnout?

Die häufigsten Anzeichen für einen Burnout sind:

- Lustlosigkeit, Übellaunigkeit, Gereiztheit,
- Gefühle des Versagens, der Sinnlosigkeit,
- Angst, den Anforderungen nicht mehr gewachsen zu sein,
- mangelndes Interesse am Beruf oder Aufgabenbereich,
- permanente Müdigkeit, Mattigkeit, Kraftlosigkeit und Erschöpfung,
- Schlafstörungen, Gedächtnis- und Konzentrationsstörungen,
- Kopf- und Rückenschmerzen.

26. Was verursacht ein Burnout?

Die Ursachen von Burnout sind vielfältig. An der Entstehung des Burnout-Syndroms sind immer innere Faktoren, wie Persönlichkeitseigenschaften oder

Einstellungen, und äußere Faktoren, wie Umweltbedingungen- und Anforderungen, beteiligt. Meist entsteht aus dem Zusammenspiel der inneren und äußeren Faktoren bzw. aus deren Nicht-Passung das Problem. Im Folgenden möchte ich auf diese inneren Faktoren eingehen, da hier eine große Chance sowohl in der Prävention als auch in der Therapie von Burnout liegt. Durch das Bewusstmachen der Risikofaktoren kann ein bewussterer Umgang mit Burnout entstehen sowie ein aktives Veränderungspotential. Durch aktives, bewusstes Umgehen mit sich und seinen Risikofaktoren kann man diese Schritt für Schritt bearbeiten und so seine „Schwächen" zu Stärken wandeln.

Die häufigsten Persönlichkeitseigenschaften, die ein Burnout begünstigen sind:

- Perfektionismus
- Nicht Nein sagen können
- Ehrgeiz
- Das Helfersyndrom
- Negativismus oder Pessimismus
- Innere Risikofaktoren für Burnout

Perfektionismus

Perfektionismus bedeutet, sehr hohe Anforderungen an sich zu stellen, alles perfekt machen zu wollen und sich meist zu hohe Ziele zu setzen, egal ob im Beruf oder im Privatleben.

Perfektionisten wollen die Welt umkrempeln und stellen unrealistisch hohe Anforderungen an sich selbst und ihr Umfeld, wollen immer Höchstleistungen vollbringen und erlauben sich nicht, Fehler zu machen.

Wenn von außen nicht die gewünschte Anerkennung zurückkommt oder sie ihre Ziele nicht immer und überall erreichen können, sind sie enttäuscht, strengen sich noch mehr an, oft bis ihr Akku leer läuft. Je mehr ihr Akku leerläuft, umso mehr versuchen sie sich anzustrengen und umso wahrscheinlicher kommt es zum Ausbrennen, zum sogenannten Burnout. Der Leistungsdrang ist noch da, aber Körper und Geist sind erschöpft.

Nicht Nein sagen können

Burnout gefährdet sind auch Menschen, denen es schwerfällt, nein zu sagen, die sich nicht trauen Grenzen zu setzen, die aus Angst vor Konflikten lieber selbst zurückstecken. Sie erleben sich als Fußabtreter ihrer Mitmenschen und werden oft ausgenutzt. Sie fühlen sich unter Druck gesetzt und überfordert, da sie es allen Mitmenschen Recht machen wollen - was ihnen natürlich nicht gelingen kann.

Hier sind besonders Frauen gefährdet, weil sie meist harmoniebedürftiger sind als Männer und sich deshalb schwertun, Nein zu sagen und Grenzen zu setzen.

Ehrgeiz

Menschen mit sehr großem Ehrgeiz, besonders wenn sie diesen Ehrgeiz über alles stellen und verbissen ein Ziel verfolgen, sind gefährdet, Burnout zu entwickeln. Sie sind insbesondere dann gefährdet, wenn der Motor für ihren Ehrgeiz das Gefühl ist, nicht gut genug zu sein, d.h. wenn sie unter einem geringen Selbstwertgefühl leiden.

Sie haben das Gefühl, sich und anderen durch Leistung immer wieder aufs Neue beweisen zu müssen, achten zu wenig auf sich und ihre Bedürfnisse und gehen dabei über ihre Grenzen hinaus.

Da sie aber ihren Erfolg gar nicht wirklich wahrnehmen und schätzen können, hetzen sie von einer Herausforderung zur nächsten, kommen nicht zur Ruhe, fühlen sich ständig gedrängt und voller Unruhe.

Anderen helfen wollen bzw. es anderen recht machen wollen

Menschen, die ein starkes Bedürfnis haben, für andere da zu sein, neigen oft dazu, dies übermäßig zu tun und sich selbst dabei zu vernachlässigen. Oft ist das bei Menschen, die in sozialen Berufen arbeiten der Fall - sie entwickeln ein sogenanntes Helfersyndrom.

Um sich wertvoll und wichtig zu fühlen, sind sie immer für andere da und vernachlässigen dabei eigene Grenzen und persönliche Bedürfnisse. Dies ist auch bei Menschen der Fall, die es immer allen Recht machen bzw. alle im Umfeld zufrieden stellen wollen und auf keinen Fall irgendwo anecken möchten. Das tun sie auf Kosten von sich selbst, denn einer bleibt dabei immer auf der Strecke – und zwar die Person selbst.

Negativismus oder Pessimismus

Menschen, die das alles eher negativ gefärbt sehen, bei allem den Haken suchen, sich immer zuerst die negativen Seiten ausmalen, sind gefährdeter an einer Depression oder Burnout zu erkranken. Sie sehen das Glas immer als halb leer statt halb vor, grübeln viel, malen sich negative Konsequenzen aus, machen sich viele Sorgen und nehmen so immer eher ein negatives Ergebnis vorweg.

Allgemein scheint es zwei Persönlichkeitstypen zu geben, die ein erhöhtes Burnout-Risiko haben:

1. Menschen mit einem niedrigen Selbstbewusstsein, die infolgedessen überempfindlich, eher angepasst und passiv und besonders harmoniedürftig sind, es allen recht machen wollen und viel Wert auf Bestätigung von außen legen. Sie beurteilen sich und ihre Leistung eher pessimistisch.

2. Dynamische, sehr zielstrebige Menschen, die mit viel Ehrgeiz, Idealismus und Engagement ein hohes Ziel erreichen wollen. Sie verbeißen sich oft in dieses Ziel und vernachlässigen andere Bereiche im Leben und v.a. sich selbst.

Zwar erscheinen diese zwei Typen recht gegensätzlich, haben aber doch Gemeinsamkeiten. Beide Typen haben Schwierigkeiten, ihren Gefühlen genügend Aufmerksamkeit zu geben und ihnen Ausdruck zu verleihen. Sie haben einen starken Wunsch nach Anerkennung von ihrem Umfeld und vernachlässigen dafür viele andere Bedürfnisse.

Weitere Innere Risikofaktoren für Burnout sind:

Abhängigkeit des Selbstbildes von der Ausübung einer einzigen Rolle (z.B. der engagierte Sozialarbeiter oder der erfolgreich Manager)

Zweifel am Sinn des eigenen Tuns

Unrealistisch hoch gesteckte Ziele, die nicht oder nur mit hohem Energieeinsatz zu erreichen sind

Ziele, die nicht die eigenen sind, sondern den Erwartungen anderer entsprechen

Hohe Erwartungen an die Belohnung, meist von außen, nach Erreichen eines bestimmten Ziels

Schwierigkeiten, persönliche Schwäche und Hilfebedarf einzugestehen

Schwierigkeiten, nein zu sagen - entweder zu anderen oder zum eigenen "inneren Antreiber", der ehrgeizige Menschen und Perfektionisten antreibt

mangelnde Stressbewältigungsstrategien bzw. die Vernachlässigung dieser

Fazit

Wichtig ist es, seine Gefährdungspunkte wahrzunehmen und ernst zu nehmen. Denn all die aufgezählten Punkte sind zwar zum Teil der Person geworden, aber sie sind keine festgelegten Eigenschaften wie Hautfarbe oder Augenfarbe. Sie sind übers Leben hinweg erworbene, also erlernte Eigenarten und können somit „verlernt“ bzw. bearbeitet und durch selbstdienlichere Eigenschaften ersetzt werden.

So ist auch die Resilienz, die innere Widerstandskraft gegen Stress und Belastungen nicht nur etwas, was man in die Wiege gelegt bekommt oder eben nicht.

Resilienz kann auch entwickelt und aufgebaut werden. Darunter fallen z.B. alle Stressbewältigungsstrategien, alles was dem Leben einen tieferen Sinn verleiht und alle kraftspendenden Aktivitäten und Kontakte.

Wir sind also dem Schicksal und unserer Biologie nicht hilflos ausgeliefert, sondern können uns und unser Wohlbefinden aktiv beeinflussen.

27. In welchen Stadien verläuft das Burnout-Syndrom?

Das Burnout-Syndrom verläuft nicht bei jedem Betroffenen gleich. Tatsächlich unterscheidet sich der Verlauf von Patient zu Patient oft stark. Dennoch wurde in der wissenschaftlichen Literatur versucht, Burnout in Stadien einzuteilen. Häufig erfolgte eine Einteilung in drei Stadien.

Einig ist man sich darüber: Das Burnout-Syndrom beginnt schleichend. Betroffen sind meist Menschen, die etwas erreichen wollen, die hohes Engagement zeigen und ein geringes Bedürfnis nach Ruhe und Regeneration zu haben scheinen. Sie überfordern sich damit selbst und muten sich mehr zu als sie leisten können.

Burnout Stadium 1

Im ersten Stadium fühlen sich die Betroffenen zunehmend erschöpft und ausgelaugt. Sie sind frustriert. Zudem können sie in ihrer Freizeit nicht mehr regenerieren, sie können ihre Akkus nicht mehr aufladen. Energie und Schwung, die sie für ihre Arbeit bräuchten, nehmen immer mehr ab. Häufig kommen eine erhöhte Anfälligkeit für Infekte sowie chronische Müdigkeit hinzu.

Burnout Stadium 2

Im weiteren Verlauf reagieren die Betroffenen zunehmend gereizt und zynisch. Sie entwickeln eine Gleichgültigkeit, sowohl beruflich wie privat. Auf Kunden, Mitarbeiter und Angehörige wirken Burnout-Betroffene gefühllos. Es folgen Resignation und die Vermeidung von Kontakten. Die Betroffenen ziehen sich immer mehr zurück, erfüllen nur noch ihr Pflichtprogramm. Nicht selten steigt in dieser Zeit der Alkohol-, Nikotin- oder Kaffeekonsum.

Burnout Stadium 3

In Stadium 3 kommt es schließlich zu einem Leistungsabfall. Das Vertrauen in die eigene Leistungsfähigkeit schwindet immer mehr. Positive Erlebnisse und Erfolge gibt es nicht mehr. Auch Angst- und Panikattacken sowie Depressionen können jetzt auftreten. Eventuell schon zuvor vorhandene körperliche Symptome wie Schlafstörungen oder Kopfschmerzen verstärken sich. Schlusspunkt ist die völlige Erschöpfung. Die Betroffenen sind nun nicht mehr in der Lage ihren Beruf auszuüben.

28. Was sind für Symptome beim Burnout festzustellen?

Burnout-Symptome sind sehr vielfältig. Sie äußern sich emotional, psychisch und in der geistigen Leistungsfähigkeit, können aber auch in Form psychosomatischer Beschwerden auftreten. Jeder Betroffene zeigt ein individuelles Muster von Symptomen und Beschwerden. Diese verändern sich abhängig von der Phase der Erkrankung. Hauptsymptom von Burnout ist jedoch ein Gefühl tiefer Erschöpfung.

Symptome: tiefe Erschöpfung, keine Möglichkcit "abzuschalten", psychosomatische Beschwerden, Gefühl mangelnder Anerkennung, „Dienst nach Vorschrift", Distanziertheit, Zynismus, Leistungseinbußen, schließlich Depression-Burnout-Symptome in der Anfangsphase

In der frühen Phase eines Burnouts steckt der Betroffene meist extrem viel Energie in seine Aufgaben. Das kann freiwillig aus Idealismus oder Ehrgeiz geschehen, aber auch aus der Not heraus geboren sein - beispielsweise aufgrund von Mehrfachbelastungen, zu pflegenden Angehörigen oder aus Angst vor Jobverlust.

Ein charakteristisches frühes Anzeichen von Burnout ist, wenn Menschen nicht mehr abschalten können. Sie können sich nicht mehr richtig erholen, sind weniger leistungsfähig und müssen dann noch mehr Kraft aufwenden, um Ihre Aufgaben zu bewältigen. Damit beginnt ein Teufelskreis. Weitere Burnout-Symptome in der Anfangsphase sind unter anderem:

- Gefühl, unentbehrlich zu sein
- Gefühl, nie genügend Zeit zu haben
- Verleugnung eigener Bedürfnisse
- Verdrängung von Misserfolgen und Enttäuschungen
- Einschränkung sozialer Kontakte auf Kunden, Patienten, Klienten etc.

Bald machen sich erste Burnout-Anzeichen einer Erschöpfung bemerkbar.

Dazu gehören:

- Rastlosigkeit
- Energiemangel
- Schlafmangel
- erhöhte Unfallgefahr
- erhöhte Anfälligkeit für Infektionen

Reduziertes Engagement

Das für die Einstiegsphase typische Überengagement kippt irgendwann zunehmend in eine Anspruchshaltung. Die Betroffenen erwarten, dass ihnen für ihren großen Einsatz etwas zurückgegeben wird. Werden sie enttäuscht, rutschen sie in eine starke Frustration. Die folgenden Symptome helfen Ihnen einen drohenden Burnout zu erkennen:

Innere Kündigung: Die Betroffene nehmen längere Pausen als üblich, kommen spät zur Arbeit und gehen zu früh wieder. Sie begeben sich zunehmend in einen Zustand „innerer Kündigung". Der starke Widerwille gegen die Arbeit führt dazu, dass sie – wenn überhaupt – nur noch das Nötigste tun.

Entpersönlichung und Zynismus: Vor allem in helfenden Berufen ist eine "Entpersönlichung" von Beziehungen ein typisches Burnout-Symptom. Die Fähigkeit zum Mitgefühl und zur Anteilnahme für Andere (Empathie) nimmt ab. Im Umgang machen sich emotionale Kälte und Zynismus breit. Pflegekräfte werten dann beispielsweise ihre Patienten stark ab.

Auswirkungen auf die Familie: Solche Anzeichen von Burnout wirken sich oft auch auf das Familienleben aus. Die Betroffenen stellen immer größere Anforderungen an ihren Partner, ohne etwas zurückzugeben. Sie haben keine Kraft und Geduld mehr, Zeit mit ihren Kindern zu verbringen.

Typische Burnout-Symptome in dieser Phase sind:

- schwindender Idealismus
- Herunterfahren des Engagements
- Gefühl mangelnder Wertschätzung
- Gefühl, ausgebeutet zu werden
- Aufblühen in der Freizeit
- zunehmende Distanziertheit gegenüber Klienten, Patienten, Geschäftspartnern
- abnehmende Fähigkeit, sich in andere hineinzuversetzen
- emotionale Kälte und Zynismus
- negative Gefühle Kollegen, Kunden oder Vorgesetzten gegenüber

Emotionale Reaktionen - Depressionen, Aggressionen, Schuldzuweisungen

Burnout-Symptome äußern sich auch in emotionalen Reaktionen. Wenn das überhöhte Engagement langsam in Frustration kippt, macht sich häufig Desillusionierung breit. Die Personen erkennen, dass die Realität nicht den eigenen

Wünschen entspricht. Sie geben die Schuld dafür entweder der Umwelt oder sich selbst. Ersteres führt eher zu Aggressionen. Letzteres trägt zu einer depressiven Stimmung bei („Ich bin ein Versager!").

Depressive Symptome bei Burnout sind:

- Gefühl der Ohnmacht und Hilflosigkeit
- Gefühl innerer Leere
- bröckelndcs Sclbstwertgefühl
- Pessimismus
- Angstzustände
- Niedergeschlagenheit
- Antriebslosigkeit

Aggressive Symptome bei Burnout sind:

- Schuldzuweisung nach außen, an Kollegen, Vorgesetzte oder "das System"
- Launenhaftigkeit, Reizbarkeit, Ungeduld
- häufige Konflikte mit anderen, Intoleranz
- Zorn

Abbau, schwindende Leistungsfähigkeit

Die sinkende Motivation und die starke emotionale Belastung schlagen sich nach einiger Zeit auch in einer schlechteren Leistung nieder. Die Betoffenen machen häufiger Flüchtigkeitsfehler oder vergessen Termine. Weitere Anzeichen des kognitiven Leistungsabbaus sind:

- schwindende Kreativität
- Unfähigkeit, komplexe Aufgaben zu bewältigen
- Probleme, Entscheidungen zu fällen
- "Dienst nach Vorschrift"
- undifferenziertes Schwarz-Weiß-Denken

Ablehnen von Veränderungen

Auch die letzten beiden Burnout-Symptome basieren bei genauerer Betrachtung auf einer nachlassenden Leistungsfähigkeit. Denn differenziertes Denken und Veränderungen erfordern Kraft, die Burnout-Kandidaten nicht mehr aufbringen können.

Verflachung, Desinteresse

Der Energiemangel führt auch zu einem emotionalen Rückzug. Betroffene reagieren zunehmend gleichgültig. Sie fühlen sich oft gelangweilt, geben Hobbys auf, ziehen sich von Freunden und Familie zurück. Burnout macht einsam.

Psychosomatische Reaktionen

Die enorme psychische Belastung schlägt sich auch in körperlichen Beschwerden nieder. Solche psychosomatischen Anzeichen tauchen bereits in der Anfangsphase von Burnout auf. Körperliche Symptome sind unter anderem:

- Schlafstörungen und Albträume
- Muskelverspannungen, Rückenschmerzen, Kopfschmerzen
- erhöhter Blutdruck, Herzklopfen und Engegefühl in der Brust
- Übelkeit und Verdauungsbeschwerden (Erbrechen oder Durchfälle)
- sexuelle Probleme
- starke Gewichtszunahme oder -abnahme infolge veränderter Essgewohnheiten
- verstärkter Konsum von Nikotin, Alkohol oder Koffein
- erhöhte Infektionsanfälligkeit

Letzte Stufe: Verzweiflung

In der letzten Burnout-Stufe verstärkt sich das Gefühl der Hilflosigkeit zu einer generellen Hoffnungslosigkeit. Das Leben scheint in dieser Phase sinnlos und es tauchen Suizidgedanken auf. Nichts bereitet dann mehr Freude und alles wird einem gleichgültig. Die Betroffenen versinken in einer schweren Burnout-Depression.

29. Welche Ursachen- und Risikofaktoren kennzeichnen das Burnout-Syndrom?

Die Ursachen für das Burnout-Syndrom sind sehr vielfältig. Unterschieden wird zwischen beruflichen und individuellen Ursachen. Meist führt ein Zusammenspiel verschiedenster Faktoren aus beiden Bereichen dazu, dass ein Mensch ausbrennt. Im Folgenden sind einige häufige Ursachen für das Burnout-Syndrom aufgeführt. Bitte beachten Sie jedoch, dass eine solche Liste nie umfassend sein kann.

Berufliche Ursachen für Burnout:

Zeitdruck: Unter den Stressoren der modernen Arbeitswelt wird Zeitdruck sehr häufig genannt. Immer mehr Aufgaben sollen in immer kürzerer Zeit erledigt werden. Das erzeugt Stress und Druck und kann eine Ursache für Burnout sein.

Multitasking: Wir haben heute immer mehr Kommunikationskanäle zur Verfügung und müssen somit eine immer größere Menge an Informationen gleichzeitig verarbeiten. Der Arbeitsfluss wird häufig durch E-Mails oder Anrufe unterbrochen. Das überfordert und senkt die Leistung.

fehlende Zielvorgaben und Erfolgskriterien: Immer mehr Menschen arbeiten in Dienstleistungsberufen, in denen man nicht direkt erkennen kann, was man geleistet hat. Auch in vielen Unternehmen sind Ziele häufig nicht klar definiert. Wer aber keine Erfolgserlebnisse hat oder gar teilweise umsonst arbeitet, der ist zunehmend frustriert und droht auszubrennen.

schlechtes Betriebsklima: Ein gutes Betriebsklima, in dem man sich gegenseitig unterstützt und respektiert, ist für viele Menschen sehr wichtig, um Burnout zu vermeiden. Dazu gehört auch, sich vom Chef ausreichend wertgeschätzt zu fühlen.

zu viele verschiedene Erwartungen: Viele Menschen sehen sich in ihrem Beruf einer Vielzahl verschiedener Erwartungen ausgesetzt. Der Chef erwartet etwas anderes als die Kollegen. Und die Klienten oder Kunden haben noch einmal andere Anforderungen. Das kann schnell überfordern und gehört zu den Ursachen für Burnout.

Klientenkontakt und Klientenzahl: Wer ist seinem Beruf viel Kontakt zu anderen Menschen hat, der sieht sich hohen sozialen und kommunikativen Anforderungen ausgesetzt. Das kann zu Burnout führen.

geringe Entfaltungsmöglichkeiten und Handlungsspielräume: Menschen, die ihre Fähigkeiten nicht voll nutzen können, weil sie sonst ihre Kompetenzen im

Beruf überschreiten würden, fühlen sich unterfordert. Das frustriert und kann Burnout begünstigen.

Nacht- und Schichtarbeit: Nacht- und Schichtarbeit belasten den Körper stark und können ursächlich für ein Burnout sein.

Individuelle Ursachen für Burnout:

Überengagement und Perfektionismus: Viele Burnout-Betroffene sind zunächst sehr engagiert in ihrem Beruf und wollen alle Aufgaben perfekt erledigen. Damit überfordern sie sich selbst und sind zunehmend erschöpft.

mangelnde Distanzierungsfähigkeit: Gerade in sozialen Berufen spielt mangelnde Distanzierungsfähigkeit eine große Rolle als Ursache für Burnout. Die Betroffenen nehmen Probleme aus dem Beruf mit nach Hause, es fällt ihnen schwer eine gesunde Distanz zu wahren.

zu hohe Erwartungen: Besonders Berufsanfänger erwarten oft viel von sich selbst und von ihrem Beruf. Der Alltag sieht jedoch meist anders aus. Erwartete Erfolge bleiben aus. Das führt zu Frustration und Stress und ist Ursache für Burnout.

hoher Leistungsdruck in der Familie: Es zeigt sich, dass von Menschen mit Burnout oft schon in der Kindheit viel verlangt wurde, dass die Eltern großen Wert auf Leistung gelegt haben. Die Betroffenen haben also gelernt, dass nur eine gute Leistung zu Liebe und Anerkennung führt und glauben, sich umso mehr anstrengen zu müssen.

mangelnde Stressbewältigungsmechanismen: Menschen, die mit Stress nicht gut umgehen können, haben im Beruf meist ein schlechtes Zeitmanagement und können ihre Aufgaben nicht gut organisieren. Somit sind sie nicht so effizient wie andere. Im privaten Bereich bedeuten mangelnde Stressbewältigungsmechanismen, dass die Betroffenen nicht regenerieren können. Sie werden den Stress aus der Arbeit nicht los.

Ängstlichkeit: Wer sehr ängstlich und sensibel ist, der fühlt sich einer Situation schneller ausgeliefert. Das kann Burnout begünstigen.

30. Schnelle Krisenintervention, Prävention von Burnout, Burnout-Befreiung und -therapien in Beispielen

Beispiel 1: schnelle Krisenintervention
Befindet sich der Burnout-Prozess noch in der Anfangsphase, genügt oft schon eine Krisenintervention oder eine Kurzzeittherapie von wenigen Stunden als erste Burnout-Hilfe. Ziel ist es, verbesserte Fertigkeiten zur Konflikt- und Problemlösung zu entwickeln und ein feineres Gespür für die Grenzen der eigenen Belastbarkeit zu bekommen.

Auch Entspannungstechniken wie Autogenes Training oder Progressive Muskelentspannung nach Jacobson können hilfreich sein die Burnout-Behandlung unterstützen.

Psychotherapie

Ist das Burnout schon weiter vorangeschritten, ist meist eine Psychotherapie zur Burnout-Behandlung notwendig. Da die Gründe, die zum Ausbrennen führen, ganz unterschiedlich sind, sind auch der Therapieschwerpunkt und die Methode individuell verschieden. Die nachfolgenden therapeutische Verfahren können helfen.

Verhaltenstherapie

Mithilfe einer kognitiven Verhaltenstherapie lassen sich falsche Vorstellungen und Verhaltensmuster auflösen, die Burnout-Patienten oft verinnerlicht haben. Ein Beispiel: "Ich muss alles perfekt machen, sonst bin ich wertlos." Das Hinterfragen solcher Muster und Weltanschauungen (Paradigmen) ermöglicht es, sich von den krankmachenden "inneren Antreibern" zu befreien. Ein Ziel der Burnout-Therapie ist es also, die problematischen Muster zu erkennen und schrittweise zu verändern.

Tiefenpsychologische Verfahren

Bei vielen Burnout-Betroffenen steht der Aufbau eines stabileren Selbstwertgefühls im Vordergrund. Mit wachsendem Selbstwertgefühl verringert sich ihre Abhängigkeit von äußerer Anerkennung. Sie ist oft der geheime Motor hinter dem Raubbau an den eigenen Kräften.

In solchen Fällen sind tiefgreifende seelische Umstrukturierungen notwendig, die sich besser durch tiefenpsychologische Verfahren wie eine Psychoanalyse bewirken lassen. Solche Prozesse können langwierig und mitunter zunächst schmerzhaft sein, sind aber in einigen Fällen für eine wirksame Burnout-Therapie unumgänglich.

Gruppentherapie

Auch eine Gruppentherapie kann wichtige Unterstützung bei Burnout leisten. Für viele Patienten ist es zunächst ungewohnt, die eigenen Probleme mit einer Gruppe von zunächst Fremden zu teilen. Es hat jedoch meistens eine entlastende Wirkung, sich mit anderen Menschen auszutauschen, die ebenfalls betroffen sind.

Körpertherapie und Sport

Viele Patienten mit Burnout haben verlernt, die eigenen Bedürfnisse wahrzunehmen. In solchen Fällen können sogenannte Körpertherapien ergänzend zur Psychotherapie helfen. Der Patient lernt, körperliche Verspannungen wahrzunehmen, die durch Ängste und Stress entstehen. Wird die körperliche Anspannung gezielt aufgelöst, entspannt sich auch die Psyche.

Auch körperliche Aktivität unterstützt den Genesungsprozess, zeigen verschiedene Untersuchungen. Sie wirkt sich positiv auf das Körperempfinden und das Selbstbewusstsein aus.

Therapieangebot in Burnout-Kliniken

Bei schwerem Burnout kann ein Aufenthalt in einer Spezialklinik sinnvoll sein. Burnout-Kliniken bieten Patienten ein breites Spektrum an Therapien. Dazu gehören neben tiefenpsychologischen Ansätzen, kognitiver Verhaltenstherapie, systemischer Therapie und Gruppentherapie oft auch Körpertherapie, Kunsttherapie oder Ergotherapie.

Der genaue Therapieplan wird dabei individuell auf den einzelnen Patienten zugeschnitten. Durch den stationären Rahmen können sich die Patienten intensiv und ohne Ablenkung mit ihrer Problematik auseinandersetzen, Ursachen aufdecken und neue Verhaltes- und Denkmuster einüben. Eine solche "Burnout-Kur" hilft ihnen, auch langfristig besser mit Ihren Ressourcen zu haushalten.

Medikamente bei Burnout

Spezielle Burnout-Medikamente gibt es nicht. Leidet ein Patient aber unter ausgeprägten depressiven Symptome wie Antriebslosigkeit, innere Leere und Interessenverlust, können Antidepressiva ergänzend zur Psychotherapie eine gute Option sein. Serotonin-Wiederaufnahme-Hemmer (SSRI) beispielsweise heben den Serotonin Spiegel im Gehirn und wirken so antriebssteigernd.

Beispiel 2: Burnout-Prävention

Das Gesundheitszentrum Schlossberghof Marzoll bei Bad Reichenhall verfolgt in der Burn out Therapie einen bestimmten Ansatz:

Strukturieren Sie Ihren Alltag neu und bleiben Sie dauerhaft gesund, denn nur wer in der Freizeit die Arbeit vergisst, kann im Beruf mehr leisten!

Der Schlüssel zum Ausweg aus der Burn out Falle liegt in uns selber - Ein stationärer Reha-Aufenthalt und die fachmännische Unterstützung von einem geschulten Psychotherapeuten sowie eine qualitative Burn out Therapie finden Sie in der Rehaklinik Schlossberghof Marzoll bei Bad Reichenhall in Bayern. In einer gezielten Burn out Therapie (Gruppen- und Einzeltherapie) lernen Sie alte Grundmuster zu überarbeiten und mit mehr Lebensqualität das eigene Leben zu meistern.

- Sport- und Bewegungstherapie
- Nordic Walking
- Aquagymnastik
- AquaWalking
- Lauftraining
- Bogenschießen
- Golfschnuppern
- Therapeutisches Klettern
- Entspannungsverfahren
- Muskuläre Tiefenentspannung nach Jacobson

- Alternative Entspannung (Tai Chi; Chi Gong; Yoga)
- Hypnose (Selbst-, Einzel- und Gruppenhypnose)
- Autogenes Training
- Biofeedback - Atemübungen
- Psychotherapie und Achtsamkeit
- Gruppen mit Therapiekonzepten aus MBSR, ACTH,
- Achtsamkeit, Atemübungen
- Einzelgespräche mit Therapiekonzepten aus
- Tiefenpsychologie Verhaltenstherapie,
- Hypnotherapie
- Unterstützung durch Anwendungen der
- physikalischen Therapie
- "Entschleunigung" und Abschalten
- Seele baumeln lassen inmitten der unvergesslichen
- Natur der Berchtesgadener Berge und dem Chiemgau
- Bergsteigen und Wandern

BURN OUT TIPPS - WAS KANN MAN GEGEN BURN OUT TUN?

Bei eienr Burn out Behandlung oder bei einer Burn out Vorbeugung arbeiten wir mit folgenden Ansätzen:

- Ursachen identifizieren
- Aktiv entspannen
- Emotionale Verknüpfungen ausfindig machen
- Dysfunktionale Gedanken umstrukturieren
- Abrengzungsmöglichkeiten entwickeln
- Innere Antreiber in hilfreiche Unterstützungs- und Resilienzfaktoren umwandeln
- Emotionale Kompetenzen optimieren
- Lösungsansätze definieren
- Möglichkeiten finden
- Verschiedene Gruppensportprogramme und Psychotherapiegrogramme wie TEK, MBSR, CBASP, ACTH, VT

Mehr Burn out Tipps und eine professionelle Burn out Therapie in Bayern erhalten sie im Gesundheitszentrum Schlossberghof Marzoll nahe Bad Reichenhall.

Die Behandlung eines Burnout-Syndroms ist am erfolgreichsten, wenn die verschiedenen Aspekte der Krankheit gemeinsam behandelt werden. Die Basis der Therapie muss allerdings sein, die Energieherstellung des Körpers wieder in Gang zu bringen. Hier steht die Behandlung der Zellkraftwerke (Mitochondrien) im Vordergrund.

Mit jedem Tag steigen die Erkenntnisse zur Bedeutung von sekundären Pflanzenstoffen. Diese nur in der Natur und in natürlichen Mikronährstoffkomplexen vorkommenden Substanzen sind beispielsweise auch für den Schutz der Mitochondrien zuständig7 und können zudem die Neubildung der Zellkraftwerke anregen. In einer amerikanischen Studie wurde untersucht, welchen Einfluss die zusätzliche Gabe von Quercetin (kommt in Äpfeln, Zwiebeln oder Tomaten vor) auf die Neubildung von Mitochondrien bei jungen, untrainierten Männern hatte. Im Vergleich zur Placebo-Gruppe konnte schon nach zwei Wochen ein Anstieg der Mitochondrienzahl festgestellt werden.8

Zusätzliche Mikronährstoffe (Vitamine, Mineralien, Spurenelemente, Omega-3-Fettsäuren, Coenzym Q10, sekundäre Pflanzenstoffe etc.) sind hier sowohl vorbeugend, als auch in der Burnout-Therapie dringend anzuraten. Natürliche und komplexe Mikronährstoffkombinationen haben sich dabei deutlich besser bewährt als einzelne Mikronährstoffe.

Eine Studie hat gezeigt, dass Vitamine aus Obst oder Gemüse zusammen mit den darin natürlich vorkommenden sekundären Pflanzenstoffen mehr als 200-mal stärker wirken als einzelne Vitamine1. Mikronährstoffe haben zahlreiche positive Effekte bei Burnout. Man weiß heute beispielsweise, dass durch die vermehrte Ausschüttung der Stresshormone Adrenalin und Cortisol der Stoffwechsel verändert wird und der Bedarf an Mikronährstoffen deutlich erhöht ist2. Die Einnahme von natürlichen Mikronährstoffen kann nachweislich die Stress-Toleranz verbessern und die Schäden, die psychische Erschöpfung im Körper anrichtet verringern3.

Mikronährstoffkombinationen sind vor allem dann bei Burnout empfehlenswert, wenn auch Coenzym Q10 und L-Carnitin enthalten sind, die in Untersuchungen von Burnout besonders überzeugen konnten4. Weitere wichtige Helfer für die Energiegewinnung in den Zellen sind Magnesium5 und B-Vitamine6.

In der modernen Mikronährstofftherapie bevorzugt man deshalb heute als Basistherapie bei Burnout eine moderat dosierte, natürliche Mikronährstoffmischung. Diese erlaubt es, alle oben genannten Vorteile zu vereinen, da es bei den Kombinationen der Natur zu sehr starken Synergieeffekten kommt.

Veränderungen im Alltag

Neben der Ernährung und der Versorgung mit Mikronährstoffen hat auch der allgemeine Lebensstil eine Bedeutung im Kampf gegen das Burnout-Syndrom. Wichtig ist dabei regelmäßige körperliche Aktivität. Sie kann von depressiven Gedanken ablenken, Fitness und das Erlernen neuer Sportarten können das Selbstbewusstsein verbessern. Sport kann neue soziale Kontakte schaffen und hilft Stresshormone abzubauen.

Sehr wichtig bei Burnout: Diese positiven Effekte des Sports erreichen Sie nur bei ausreichender Mikronährstoffzufuhr, da mehr Bewegung auch einen höheren Mikronährstoffbedarf nach sich zieht. Bei einer aktuellen Umfrage unter amerikanischen Ärzten, zu den Strategien, die sie zur Vermeidung eines Burnouts anwenden, war Sport einer der meistgenannten Punkte10. Dabei sollten Ausdauersportarten wie Walken, Joggen, Radfahren oder Schwimmen im Vordergrund stehen.

Auch Strategien zur Stressbewältigung sind wichtig. Dazu gehören die Entspannungsverfahren des Autogenen Trainings und vor allem die progressive Muskelentspannung nach Jacobson7. Je nach Geschmack können auch Yoga, Feldenkrais, Tai Chi oder Chi Gong Alternativen darstellen.

Zwei weitere wichtige Punkte zur Vermeidung von Burnout sind Selbstmanagement und das Setzen von realistischen Zielen. Selbstmanagement-Fertigkeiten sind z. B. Selbstbeobachtung, Zielklärung und Zielsetzung, Selbstbestärkung sowie Selbstkontrolle. Selbstmanagement-Strategien können in einer Psychotherapie oder eigenständig durch Selbsthilfe- Ratgeber erlernt werden. Eine Studie konnte belegen, dass sich allein aufgrund einer klaren Zielsetzung die Anfälligkeit für depressive Stimmungen signifikant vermindert.12

Was Sie selbst tun können – Empfehlungen zusammengefasst

- Essen und Trinken
- Trinken Sie genügend Wasser, Wasser ist wichtig für die Energieherstellung und die Entsäuerung. Mindestens 2 Liter am Tag sollten es sein.
- Ernähren Sie sich gesund (regelmäßig Gemüse, Obst, Fisch etc.) und abwechslungsreich.
- Reduzieren Sie den Anteil von Kohlenhydraten in der täglichen Ernährung.
- Verwenden Sie möglichst hochwertige kalt gepresste Pflanzenöle und nutzen Sie frische Kräuter.
- Trinken Sie nur wenig Alkohol - am besten gar keinen.
- Mikronährstoffe

Seien Sie sich bewusst, wie wichtig ein ausgeglichener Mikronährstoffhaushalt ist und verwenden Sie deshalb ein natürliches Mikronährstoffkonzentrat u.a. mit L-Carnitin, Coenzym Q10, sekundären Pflanzenstoffen und Kräuterextrakten. Das entspricht in der Zusammensetzung einer hochwertigen natürlichen Ernährung und führt neuesten Studien zufolge zu enormen Synergieeffekten und zu einer wirkungsvollen Erhöhung der Energieproduktion.

Bewegung und Entspannung

Sorgen Sie für regelmäßigen körperlichen Ausgleich, Spaziergänge, Ausdauersport, Gymnastik. Gehen Sie jeden Tag vor die Tür und bewegen Sie sich möglichst viel an der frischen Luft.

Schlafen Sie genügend um erfrischt aufzustehen.

Wenn Sie sich angespannt fühlen, versuchen Sie sich bewusst zu entspannen. (z. B. mit einem erlernten Entspannungsverfahren wie Muskelentspannung nach Jacobson, Yoga, Feldenkrais, Tai Chi oder Chi Gong).

Einstellung

Wenn Sie an Ihre Grenzen gelangen, setze Sie sich Prioritäten, machen Sie sich einen schriftlichen Plan um Ihre Zeit optimal zu nutzen und für sich auch Erholungszeit einzuplanen.

Setzen Sie sich bewusst realistische Ziele. Erlernen Sie Selbstmanagement-Fertigkeiten (Selbstbeobachtung, Zielklärung und Zielsetzung, Selbstbestärkung und Selbstkontrolle).

Einfache Naturheilverfahren

Nutzen Sie die positiven Wirkungen von Tees. Johanniskrauttee (stimmungsaufhellend), Lavendelblütentee (beruhigend und entspannend) und grüner Tee (energetisierend) können helfen.

Rauchen Sie nicht. Es gibt inzwischen viele erfolgreiche Methoden, die Ihnen beim Aufhören helfen können.

Beispiel 3: Warum ist vorbeugen besser als heilen? Was kann ich selbst dazu beitragen?

Wenn man sich nur noch erschöpft, leer, kaputt, sonderbar gereizt und unfähig fühlt, können das Warnsignale von Burnout sein. (Burnout-Selbsttest) Diese Alarmzeichen sollten nicht zu noch größerem Arbeitseinsatz anspornen, sondern als Warnsignale ernst genommen werden. Das bedeutet, sich ernsthaft mit der Frage auseinander zu setzen: Was geschieht, warum geschieht es und welche Konsequenzen sind hieraus zu ziehen? Was belastet mich am Arbeitsplatz, welche eigenen Bedürfnisse und Ziele werden vernachlässigt, welche beruflichen Vorstellungen sind unrealistisch, welche Denkmuster sind falsch und setzen mich unter Druck? Wie gewinne ich an Autonomie und individueller Freiheit?

Bei der Arbeit auch an sich denken

Engagement über den Arbeitstag hinaus lässt nicht nur das Privatleben verkümmern, auf Dauer nagt es auch an Arbeitskraft, Effizienz und Arbeitsfreude. Arbeitstempo und Zeitdruck - Hauptfaktoren für Stress in unserer Arbeitswelt - kann man sich zwar kaum entziehen. Dennoch sollte jeder sein persönliches Arbeitstempo auf ein realistisches Ziel hin überprüfen und regulieren. Überengagement sollte heruntergeschraubt werden, um ein gesundes Gleichgewicht zwischen Arbeit und Entspannung herzustellen.

Perfektionismus ade ...

"Zeitmanager" weisen immer wieder darauf hin, dass Zeitdruck und Stress entstehen, weil auch eher unwichtige Arbeiten mit hundertprozentigem Einsatz und hundertprozentiger Perfektion erledigt werden. Die Kunst ist, sich die Zeit zu nehmen, um Wichtiges von Unwichtigem zu unterscheiden und sich von dem gefährlichen Perfektionismus zu verabschieden. Zeitmanagement ist Selbstmanagement!

Nein sagen - zu sich und anderen

Wem es schwer fällt, sich und anderen Grenzen zu setzen (am Arbeitsplatz und zu Hause), dem geht irgendwann einmal die Puste aus. Nicht alle Arbeiten müssen sofort oder selbst erledigt, nicht alle Wünsche anderer umgehend erfüllt werden. Für sich selbst zu sorgen bedeutet nicht, egoistisch oder unkollegial zu sein, sondern in kluger Voraussicht zu handeln, um die eigenen Ressourcen nicht zu verschleißen.

Überhöhte Erwartungen zurückschrauben

Überhöhte - berufliche und private - Erwartungen halten vielfach der Realität nicht stand und werden von der Wirklichkeit "eingeholt". Wenn die Kluft zwischen Wunsch und Wirklichkeit zu groß ist, kommt es zu Stress. Werden die Erwartungen und Wünsche auf ein realistisches Maß zurückgeschraubt, entlastet dies alle Beteiligten und schafft individuelle Freiräume.

Mit anderen sprechen - sich nicht zurückziehen

Wer in einer Burnout-Krise steckt, neigt dazu, sich von Kollegen und Freunden zurückzuziehen. Das ist gefährlich und kann die Krise verstärken. Mit anderen zu sprechen ist "überlebensnotwendig". Der andere Blickwinkel kann dabei helfen, Dinge zu relativieren und im rechten Licht zu sehen.

Für Entspannung und Ablenkung sorgen

Als burnoutgefährdeter Mensch muss man seine Arbeitswut gezielt durchbrechen und sich zu Muße und Faulsein überreden. Dazu gehört, brachliegende persönliche Interessen wieder zu beleben, verschüttete Bedürfnisse aufzudecken, soziale Kontakte auszubauen und wieder zu genießen. Entspannung ist das physiologische Signal für Entwarnung an den Körper, Entspannung hat zudem die Funktion der Selbstwahrnehmung. Wer sich spürt, der erkennt, was der Körper braucht - ein guter Schutz gegen Burnout. Entspannung kann durch gezielte Übungen „erlernt“ werden, aber auch durch jede Form von Bewegung erreicht werden. Leistungsdenken und Ehrgeiz haben bei Entspannung nichts zu suchen!

Ein gesünderes "bewegtes" Leben führen

Um die Kraftreserven wieder aufzufüllen, braucht der Organismus neben ausreichendem Schlaf und „gesundem Essen“ auch körperliche Aktivitäten. Gefragt und hilfreich sind hier weniger die riskanten Sportarten, sondern eine regelmäßige körperliche Bewegung. Der tägliche Spaziergang, die Gartenarbeit, das Schwimmen und Radfahren tun nicht nur dem Körper gut, sondern machen auch Kopf und Seele frei. Genussmittel helfen nicht in Burnoutkrisen, eine gesunde Ernährung ist jedoch Ausdruck dafür, seinem Körper und sich selbst mehr Achtsamkeit zu schenken und sensibel zu sein für eigene Bedürfnisse. Diese Fähigkeiten, die bei Burnout in Vergessenheit geraten sind, gilt es wieder zu beleben.

Medizinische und therapeutische Hilfe annehmen

Wer bereits psychosomatisch reagiert, also in einem fortgeschrittenen Stadium "ausgebrannt" ist, sollte dringend einen Arzt konsultieren bzw. psychologische Hilfe annehmen. Wichtig ist, sich klar zu machen, dass Stress, Überforderung und Erschöpfung die Ursachen von Burnout sind und nicht alleiniges persönliches "Verschulden". Mit professioneller Hilfe gelingt es eher, aus dem Burnout-Kreislauf auszubrechen.

Die beste Burnoutprävention: Für Balance sorgen

Work Life Balance ist die Zauberformel der Gegenwart: Politik, Unternehmen, Gewerkschaften, Betriebe sind bestrebt, Lebens- und Arbeitsbedingungen so zu gestalten, dass sich Arbeit und Leben in einer guten Balance befinden. Doch es geht um mehr: Die Grundlage einer sinnvollen Prävention von Burnout ist die Balance zwischen Arbeit, Freizeit, Beziehungen und individuellen Wünschen und Bedürfnissen. Eine stabile Basis dafür, diese Bereiche miteinander zu verbinden und in Einklang zu bringen ist, in sich hinein zu hören und die innere Achtsamkeit zu stärken.

- Eigene Bedürfnisse wahrnehmen: Versuchen Sie, Ihre Wünsche und Bedürfnisse wahrzunehmen. Was ist Ihnen wirklich wichtig? Soziale Anerkennung, Aufstiegsmöglichkeiten, Freiheit bei der Gestaltung der Arbeitsabläufe oder Einflussmöglichkeiten? Gestehen Sie sich zu, dass Ihre Bedürfnisse ebenso wichtig sind wie die ihrer Mitmenschen.

- Grundbedürfnisse aufdecken: Burnout entsteht aus einer Frustration heraus. Suchen Sie sich Aufgaben, bei denen Ihre individuellen Grundbedürfnisse befriedigt werden. Kreativität beispielsweise, Reputation, vielfältige soziale Kontakt oder Bewegung beispielsweise. Wichtig für die Wahl eines Jobs ist daher, dass Sie den Alltag im angestrebten Beruf genau kennen.

- Stressmanagement und Entspannung: Stress ist ein Burnout-Treiber. Steuern Sie aktiv gegen! Hilfreich für die Burnout-Prophylaxe sind Stressmanagement und Entspannungstechniken wie Autogenes Training oder Progressive Muskelentspannung.

- Selbstaufmerksamkeit: Burnout kommt meist unbemerkt. Befragen Sie sich regelmäßig selbst, wie viel Stress Sie haben und wie zufrieden Sie mit Ihrem Leben sind.

- Stresstagebuch: Ein Stresstagebuch hilft aufzudecken, in welchen Situationen und Zusammenhängen Stress auftritt und ob er sich kontinuierlich verstärkt. Wer sich nicht nur auf seine Selbstwahrnehmung verlassen will, kann auch Freunde und Familie um Hilfe bitten. Sie könnten Ihnen direkt widerspiegeln, wenn Sie reizbarer oder weniger motiviert erscheinen als gewöhnlich.

- Soziale Kontakte: Das soziale Netzwerk ist ein wichtiger Faktor in der Burnout-Prävention. Nehmen Sie sich Zeit für Ihre Freunde und Ihre Familie. Der Kontakt mit Ihnen nahestehenden Menschen bieten Ihnen den notwendigen Ausgleich zum Arbeitsleben.

- Innere Antreiber entmachten: Menschen, die für Burnout anfällig sind, haben innere Antreiber, die sie in die Überforderung peitschen. Das können Maximen sein wie "Sei perfekt!", oder "Mach es allen recht!". Nur wer seine persönlichen inneren Antreiber kennt, kann sie entmachten. Machen Sie sich klar, dass niemand immer perfekt sein kann und Fehler zum Leben gehören.

- Klare Lebensziele definieren: Finden Sie heraus, welche Ziele ihnen im Leben wirklich wichtig sind. So können Sie Ihre Energie gezielt einsetzen. Versuchen Sie auch, sich von Vorstellungen zu verabschieden, die Ihnen andere eingeimpft haben. Nur so verzetteln Sie sich nicht in kräftezehrenden Projekten, die Sie letztlich nicht zufrieden stellen.

- Stärkung der Selbstakzeptanz: Für Burnout sind vor allem Menschen anfällig, die ihr Selbstbewusstsein überwiegend aus einer Rolle im Beruf oder Privatleben ziehen: die perfekte Mutter oder die erfolgreiche Mangerin. Menschen mit einer starken Selbstakzeptanz haben auch ein Selbstbewusstsein, das von Erfolgen unabhängig ist. Damit schwindet die Gefahr des Überengagements und des Gefühls, ausgebeutet zu werden.

- Gesunde Lebensweise: Auch eine gesunde Lebensweise kann Burnout vorbeugen. Dazu gehören eine ausgewogene Ernährung, vor allem aber regelmäßiger Sport und viel Bewegung - dies hilft beim Stressabbau. Schränken Sie den Konsum von Aufputschmitteln (z.B. Nikotin, Koffein) oder Genussmitteln (z.B. Alkohol, Zucker) ein. Dadurch fühlen Sie sich nicht nur fitter, sondern gehen ohne die chemischen Antreiber vielleicht auch weniger stark über Ihre persönlichen Grenzen hinaus.

- Hilfe suchen: Oft ist es nicht so einfach, gute Vorsätze in der Praxis umzusetzen. Falls Sie bei sich über einen längeren Zeitraum ein erhöhtes Stresslevel oder typische Symptome von Burnout bemerken, sollten Sie sich unbedingt an einen Arzt, Psychotherapeuten oder Psychiater wenden. Je früher ein Burnout erkannt wird, desto besser sind die Heilungschancen.

Beispiel 4: Persönliche Einblicke einer Frau zur Burnout-Befreiung

Betrachte ich meinen Burnout rückblickend, muss ich sagen, dass dieser Tiefpunkt meines Lebens das größte Geschenk für mich war. Ich fühlte mich vorher wie ein „Walking Dead" und lebte an meinen wirklichen Werten und Bedürfnissen vorbei. Ich habe mich so sehr ausgelaugt, dass ich am Ende selbst nichts mehr zu geben hatte. Ich war eine emotionale Bettlerin und ein Energievampir. Und diese Erkenntnis hat mir sehr geholfen, immer darauf zu achten, meinen Wert zu wahren und zu achten. Denn niemand wird den Preis erhöhen, den du dir selbst gibst. Nur du und ich sind für unser Wohlergehen verantwortlich. Nicht die anderen und nicht die Lebenssituation. Nur die Art, wie wir darüber denken und dann handeln. Wenn du darauf achtest, dass es dir immer gut geht und dass du dein Leben glücklich fließen lassen kannst, dann wirst du immer angefüllt mit positiver Energie, Liebe und Kraft sein, so dass du reichlich davon an andere abgeben kannst. Ich habe so viele Übungen und Methoden ausgetestet und später gezielt für mich selbst bewertet, dass ich mittlerweil ein sehr gutes Portfolio an hochwirksamen Übungen und Strategien habe, um auch anderen zu helfen, ihren Tiefpunkt in einen Neubeginn zu transformieren. Und das ist die lichtvolle Seite meines Burnouts. Mein Lebensfeuer brennt stärker als zuvor, denn erst durch den Kontrast kann ich erkennen, wie gut es mir jetzt wirklich geht. Manchmal müssen wir uns lange Zeit als das erleben, das wir nicht sind, um endlich das leben zu können, was wir wirklich sind.

Beispiel 5: Die zwölf Regeln beim Burnout-Syndrom

1. Vertrauen Sie auf die Intelligenz Ihres Körpers. Gestehen I Sie sich den Stress und die Zwänge ein, die sich körperlich, geistig oder emotional manifestiert haben.

2. Lebensumstände verändern. Wenn Ihre Arbeit, Ihre Beziehungen, eine Situation oder eine Person Sie unglücklich machen, versuchen Sie, die Umstände zu ändern oder gehen Sie, falls nötig.

3. Überengagement vermeiden. Greifen Sie die Bereiche oder Aspekte heraus, in denen Sie sich am heftigsten überengagieren, und arbeiten Sie auf einen "Druckabbau" hin.

4. Isolation vermeiden. Machen Sie nicht alles allein! Knüpfen oder erneuern Sie enge Beziehungen zu Freunden und Menschen, die Ihnen gut tun.

5. Schluss mit Überfürsorglichkeit. Wenn Sie gewohnheitsmäßig anderen Menschen Probleme und Pflichten abnehmen, dann lernen Sie, höflich davon Abstand zu nehmen. Versuchen Sie, dafür zu sorgen, dass auch Sie selbst fürsorglich behandelt werden.

6. Kürzer treten. Lernen Sie zu delegieren, nicht nur am Arbeitsplatz, sondern auch zu Hause und im Freundeskreis.

7. Wertewechsel. Versuchen Sie, die bedeutsamen Werte von den vergänglichen unt schwankenden das Wichtige vom Unwichtigen - zu trennen. Sie sparen Zeit und Energie.

8. Der Mut zum "Nein". Sie verringern Ihren übertriebenen Einsatz, wenn Sie für sich selbst eintreten. Das bedeutet, zusätzliche Forderungen oder Ansprüche an Ihre Zeit oder Ihre Gefühle zurückzuweisen.

9. Persönliches Tempo. Versuchen Sie, ausgewogen zu leben. Sie verfügen nur über eine begrenzte Menge Energie. Stellen Sie fest, was Sie in Ihrem Leben wollen und brauchen und versuchen Sie dann, Arbeit mit Spiel und Entspannung in ein Gleichgewicht zu bringen.

10. Achtung Körper! Lassen Sie keine Mahlzeiten aus, quälen Sie sich nicht mit strengen Diäten, geben Sie Ihrem Schlafbedürfnis nach, halten Sie Arzttermine ein. Achten Sie auf gesunde Ernährung.

11. Umgang mit Sorgen und Ängsten. Begrenzen Sie Sorgen, die jeder vernünftigen Grundlage entbehren, möglichst auf ein Minimum. Sie bekommen Ihre Situation besser in den Griff, wenn Sie weniger Zeit mit Grübeln verbringen und stattdessen mehr damit, sich um Ihre wirklichen Bedürfnisse zu kümmern.

12. Behalten Sie Ihren Sinn für Humor! Lachen ist das allerbeste Mittel gegen BurnOut. Atmen Sie 3x täglich achtsam ein und aus und lächeln Sie sich beim Ausatmen sanft zu.

Beispiel 6: Burnout kann durch richtige Ernährung und Zuführung von Vitalstoffen besiegt werden

Vielen Menschen ist nicht bewusst, dass auch die Ernährung eine zentrale Rolle sowohl in der Burnout Prävention als auch in dessen Behandlung spielt. Chemische Vorgänge, welche durch eine unzureichende Versorgung mit Vitalstoffen, zum Beispiel durch zu wenig Obst und Gemüse, hervorgerufen werden, beeinflussen den Stoffwechsel und dadurch auch die Psyche und Physe. Achten Sie deshalb stets darauf sich ausgewogen und gesund zu ernähren und trinken Sie viel Wasser. Ausreichend Flüssigkeit ist essentiell für die Funktionsfähigkeit jeder einzelnen Zelle. Die Erkenntnisse der modernen Vitalstofftherapie, einem Teil der orthomolekularen Medizin, sind von großer Bedeutung und Effektivität, wenn Sie das Burnout Syndrom auf natürliche Art und Weise behandeln möchten.

Merken Betroffene jedoch, dass ihnen diese Methoden zur Selbstheilung nicht mehr ausreichen, sollten sie sich nicht scheuen professionelle Hilfe aufzusuchen. Durch spezielle Therapieansätze in Form einer Psychoanalyse oder mittels kreativen Verfahren wird die Burnout Ursache ergründet, dessen Symptome behandelt und Maßnahmen zur Prävention eines erneuten Burnouts ergriffen.

Selbsthilfetipps bei Burnout

Nun stellt sich natürlich die Frage, was man gegen diese Krankheit tun kann bzw. wie man diese behandelt. Selbstverständlich können Sie die Behandlung selbst in Angriff nehmen und durch kleine Veränderungen im Alltag Großes bewirken. Je eher die Symptome erkannt und therapiert werden, desto besser stehen die Heilungschancen. Ausdrücklich sollte an dieser Stelle jedoch erwähnt werden, dass Sie jeder Zeit einen Arzt konsultieren können, in einem akuten Stadium sogar aufsuchen sollten. Diese Informationsseite ist kein Rezept gegen die Erkrankung, sondern soll Sie beim Kampf gegen Burnout unterstützen.

1. Zeitmanagement

Ein gut durchdachter Organisationsplan ist sehr wichtig und hilfreich bei der Bewältigung eines stressigen Arbeitstages und vieler weiterer Aufgaben. Machen Sie sich eine sogenannte To-Do Liste und erledigen Sie die Dinge der Reihe nach. Sie werden sehen, dass es sich lohnt. In 20% der Zeit kann man 80% des Ergebnisses erzielen. Lernen Sie nein zu sagen, lehnen sie auch einmal Arbeiten ab und verabschieden Sie sich von Umständen und Personen, die Ihnen Zeit stehlen wollen. Überdenken Sie Ihre Stressverstärker: Gut ist oft auch schon perfekt! Suchen Sie sich Hilfe bei Psychologen oder Stress-Coachs, bevor es zu spät ist.

2. Entschleunigung und Achtsamkeit

Seien Sie mutig und versuchen Sie öfter mal Monotasking statt Multitasking. Ihr Gehirn wird innerlich vor Freude tanzen, wenn Sie sich nur auf eine Sache konzentrieren, anstatt alles auf einmal erledigen zu wollen. Essen bei Zeitung und Fernsehen: Nie wieder! Jeden Brocken hastig hinunterschlucken, weil keine Zeit ist? In Zukunft nicht mehr! Gehen Sie achtsam mit sich und Ihrem Körper um. Genießen Sie das, was Sie gerade tun. Achten Sie auf das Aroma des Kaffees, den Geschmack des Essens, auf die Worte Ihres Partners – es gibt tausend Möglichkeiten, Achtsamkeit zu üben. Sie werden erstaunt sein, wie Sie plötzlich Ihre Umwelt bewusster wahrnehmen. Nebenbei sinkt dabei das Stressniveau, die Anspannung geht zurück, die Atmung wird ruhiger.

3. Regelmäßige Ruhephasen

Es ist wichtig, sich immer wieder eine Auszeit zu gönnen. Sie sollten jeden Tag für ein paar Minuten entspannen. Dafür können Sie sich hinlegen, oder in die Sonne setzen oder sich ganz einfach zurücklehnen und die Augen schließen. Sie werden merken, wie sich Ihr Akku langsam wieder auflädt. Wenn Sie einmal einer akuten Stresssituation ausgesetzt sind, können einige tiefe Atemzüge wahre Wunder bewirken. Legen Sie dafür Ihre Hände auf den Bauch und stoßen Sie mit jedem Atemzug Ihren Ärger und Stress von sich weg.

4. Belohnungen

Gönnen Sie sich Zeiten der Belohnung und Selbstliebe. Warum nicht mal wieder eine Massage buchen? Wann war der letzte Kosmetiktermin? Wieso nicht mal spontan ins Café gehen und einen schönen Cappuccino genießen? Jeder kennt seine kleinen liebgewonnenen Momente der Lebensfreude. Belohnen Sie sich hin und wieder damit. Aber bitte ohne schlechtes Gewissen! Sie werden feststellen, dass Sie anschließend viel gelassener und zufriedener sind und die ausstehenden Arbeiten effektiver bewältigen.

5. Vitalstoffe als Energielieferanten

Vitamine, Mineralstoffe, Spurenelemente und sekundäre Pflanzenstoffe bieten vielseitige therapeutische Möglichkeiten für die Prävention und Behandlung eines Burnout Syndroms. Vitalstoffe liefern Energie, regen den Stoffwechsel an, verbessern die Stress-Toleranz und schützen die Zellen.

6. Soziale Beziehungen

Lernen Sie neue Leute kennen und pflegen Sie Ihre bereits bestehenden Bekanntschaften. Sich mit Freunden unterhalten, vorausgesetzt man spricht nicht nur über Probleme, ist ein wahrer Stresskiller. Gleichzeitig vermeiden Sie dadurch, die soziale Abkapselung und haben Freunde, die Ihnen in jeder Lebenslage zur Seite stehen. Nehmen Sie sich vor, jede Woche einen anderen Freund zu kontaktieren.

7. Neue Wege

Verabschieden Sie sich von eingefahrenen Verhaltensmustern. Fahren Sie doch einmal einen neuen Weg zur Arbeit, stellen Sie Ihre Möbel um oder suchen Sie sich ein neues Hobby. Routine wird auf Dauer langweilig und deprimierend. Sie werden sehen, welche Freude neue Unternehmungen oder eine neu gestaltete Umgebung mit sich bringen kann. Es gibt viele Möglichkeiten, sich selbst zu überraschen. Ihr Gehirn wird jubeln, weil seine Flexibilität gefordert wird. Vermeiden Sie negative Aussagen: Ersetzen Sie das Wort Problem mit Herausforderung. Vergessen Sie Konjunktive: Statt „Das könnte gutgehen“ heißt es in Zukunft „Das schaffe ich!“. Durchbrechen Sie die Routine und stecken Sie damit Ihre Umgebung an. Sie werden überrascht sein, was für positive Aspekte sich ergeben.

8. Sport

Laufen Sie ihrem Stress davon. Regelmäßige Bewegung fördert nicht nur die Gesundheit, sondern ist einer der wichtigsten Aspekte im Kampf gegen den Stress. Das heißt allerdings nicht, dass Sie sich einmal in der Woche komplett auspowern sollen. Treiben Sie Sport, wann immer Sie dazu Lust haben, machen Sie einen Spaziergang oder spielen Sie mit Ihren Kindern oder Enkeln im Garten. Egal was Sie tun, die Hauptsache ist, dass Sie sich bewegen.

9. Nachtruhe

Tiefer und routinierter Schlaf lädt Ihren Energiehaushalt über Nacht so richtig auf. Vermeiden Sie spätabends Aktivitäten bei zu heller Beleuchtung, schauen Sie keine Action- oder Horrorfilme und essen Sie keine riesigen Portionen bevor Sie schlafen gehen. Rechtzeitiges zu Bett gehen, lässt Sie am nächsten Morgen fit in den Tag starten.

10. Dominanz der Gene

Immer wieder heißt es, unsere Gene seien unsere Bestimmung. Dies wird heutzutage allerdings zunehmend in Frage gestellt. Durch gesunde Ernährung, ausreichend Schlaf, viel Bewegung und einen insgesamt gesunden Lebensstil können die Genaktivitäten neu reguliert werden. Das senkt deutlich unser Stressrisiko.

11. Naturheilmittel als Stresskiller

Viele Substanzen aus der Natur sind für unseren Körper wahre Stresskiller. So wirkt sich Rhodiola (Rosenwurz) positiv auf Burnout und chronische Erschöpfung aus und lindert die Symptome. Tryptophan erhöht die Konzentration unseres wichtigen Anti-Stress-Hormons Serotonin. Ginkgo dagegen verbessert die Energiezufuhr für das Gehirn und schützt außerdem vor Stressschäden.

Auf körperlicher Ebene spielen sich beim Burnout verschiedene chemische Reaktionen ab, auf die Sie mit entsprechender Ernährung auch Einfluss nehmen können. Bei Stress schütten unsere Nebennieren Adrenalin aus – unter erhöhtem Verbrauch von Vitaminen und Mineralstoffen. Bei Dauerstress, wie er beim Burnout vorliegt, gehen die körpereigenen Vitalstoffreserven schnell zur Neige und ein Ungleichgewicht entsteht, was sich in den typischen Symptomen des Burnouts manifestiert.

Allein mit der gewohnten täglichen Ernährung ist dieser Bedarf kaum noch zu decken. Erschwerend kommt hinzu, dass gerade Menschen, die gestresst sind, sich nur wenig Zeit zum Essen nehmen – von selbstzubereiteten Mahlzeiten ganz zu schweigen. Fertiggerichte und Fast-Food versorgen uns aber bei weitem nicht mit allen wichtigen Vitalstoffen, zu denen Vitamine, Mineralstoffe,

Spurenelemente und sekundäre Pflanzenstoffe zählen – und schon gar nicht in einer Extremsituation wie dem Burnout.

Zusätzliche Vitalstoffe sind daher sowohl vorbeugend, als auch in der Burnout-Therapie sinnvoll. Natürliche und komplexe Vitalstoffkombinationen haben sich dabei deutlich besser bewährt als einzelne Vitalstoffe. Eine Studie aus Amerika hat beispielsweise gezeigt, dass Vitamine aus Obst oder Gemüse zusammen mit den natürlich darin vorkommenden sekundären Pflanzenstoffen mehr als 200-mal stärker wirken als einzelne Vitamine. (1)

Verbesserung der Stress-Toleranz

Vitalstoffe haben noch zahlreiche andere positive Effekte bei Burnout. Man weiß heute beispielsweise, dass durch die vermehrte Ausschüttung der Stresshormone Adrenalin und Cortisol der Stoffwechsel verändert wird und der Bedarf an Vitalstoffen deutlich erhöht ist.(2) Die Einnahme von natürlichen Vitalstoffen kann nachweislich die Stress-Toleranz verbessern und die Schäden, die die psychische Erschöpfung im Körper anrichtet, verringern.(3)

Als wichtigste Wirkstoffe haben sich bei der Behandlung und Vorbeugung von Burnout die folgenden etabliert:

Vitamin-B-Komplex: Unter dem Vitamin-B-Komplex versammeln sich alle Vitamine der B-Gruppe, darunter z.B. Vitamin B1, Vitamin B6 und Folsäure. Sie alle sind maßgeblich an der Energieproduktion der Zellen beteiligt. Steigt die Aktivität oder auch der Stress, so steigt auch der Verbrauch an B-Vitaminen. Ein Mangel daran zeigt sich dann beispielsweise in den typischen Burnout-Symptomen wie Müdigkeit und Antriebslosigkeit.

Vitamin C: Bei Stress bildet der Körper vermehrt aggressive Sauerstoffmoleküle. Um diese zu neutralisieren benötigt er die sogenannten Antioxidantien. Eines der wirksamsten Antioxidantien ist Vitamin C. Bei erhöhtem oxidativen Stress entsteht schnell ein Mangel. Diesen gilt es auszugleichen.

Magnesium: Magnesium ist besonders wichtig für die körperliche Leistungsfähigkeit und eine normale Muskelfunktion. Bei starkem Stress besteht ein erhöhter Bedarf an Magnesium, das auch eine spannungslösende Wirkung hat.

Zink: Auch vom Spurenelement Zink verbraucht der Körper in anhaltenden Stresssituationen größerer Mengen, als er normalerweise zugeführt bekommt. Zinkmangel kann sich dann vor allem durch häufigere Stimmungsschwankungen nach außen zeigen.

L-Carnitin: L-Carnitin ist essenziell für die Energiegewinnung innerhalb der Zelle. Gleichzeitig wirkt es antioxidativ und hilft dem Körper bei der Entgiftung.

Coenzym Q10: Ähnlich wie das L-Carnitin ist auch das Coenzym Q10 zur Energiebereitstellung notwendig. Daneben reguliert es auch die Herz-Kreislauffunktionen und ist ein starkes Antioxidans.

Omega-3-Fettsäuren: Die Omega-3-Fettsäuren sind ebenfalls für die Energiegewinnung unabdingbar. Außerdem stabilisieren sie Stimmungsschwankungen.

Sekundäre Pflanzenstoffe: Zunehmend lernen wir auch über die Bedeutung von sekundären Pflanzenstoffen. Diese nur in der Natur und in natürlichen Vitalstoffkomplexen vorkommenden Substanzen sind für den Schutz der Mitochondrien, den zelleigenen Kraftwerken, zuständig(4) und können zudem ihre Neubildung anregen. In einer amerikanischen Studie wurde beispielsweise untersucht, welchen Einfluss die zusätzliche Gabe des in Äpfeln, Zwiebeln oder Tomaten vorkommenden Quercetin auf die Neubildung von Mitochondrien bei jungen untrainierten Männern hatte. Im Vergleich zur Placebo-Gruppe konnte schon nach zwei Wochen ein Anstieg der Mitochondrienzahl festgestellt werden.(5)

Mehr Energie durch natürliche Vitalstoffe

In der modernen Vitalstofftherapie bevorzugt man heute als Basistherapie bei Burnout eine moderat dosierte, natürliche Vitalstoffmischung. Diese erlaubt es, alle oben genannten Vorteile zu vereinen.

Natürliche Vitalstoffe werden bereits seit längerer Zeit erfolgreich bei Erschöpfung, psychischen Leiden und auch in der Therapie von Burnout eingesetzt.

Nicht empfehlenswert und sogar potenziell schädlich sind künstliche Vitalstoffe, wie sie in Pillenform oder als Brausetabletten angeboten werden. Vorsichtig sollten Sie auch bei ausländischen Produkten sein. Diese enthalten laut Verbraucherzentrale häufig Verunreinigungen oder unerlaubte Substanzen, die nicht auf der Packung deklariert werden.

Tipps bei Burnout zusammengefasst

Essen und Trinken

Trinken Sie genügend Wasser. Mindestens zwei Liter am Tag sollten es sein. Wasser ist wichtig für die Energieherstellung und die Entsäuerung.

Ernähren Sie sich gesund (regelmäßig Gemüse, Obst, Fisch etc.) und abwechslungsreich.

Verwenden Sie möglichst hochwertige kalt gepresste Pflanzenöle und nutzen Sie frische Kräuter.

Trinken Sie nur wenig Alkohol oder gar keinen.

Viele Ärzte und Heilpraktiker empfehlen zusätzlich ein natürliches Vitalstoffkonzentrat um Betroffene therapiebegleitend und/oder vorsorgend zu unterstützen, vor Mangelernährung zu schützen und Symptome zu lindern.

Tipp: Vitalstoffe in Saftform kann der Körper deutlich besser und physiologischer verwerten als Pillen oder Pulver.

Bewegung und Entspannung

Sorgen Sie für regelmäßigen körperlichen Ausgleich, Spaziergänge, Ausdauersport, Gymnastik. Gehen Sie jeden Tag vor die Tür und bewegen Sie sich möglichst viel an der frischen Luft.

Schlafen Sie genügend (7-8 Stunden) um erfrischt aufzustehen.

Wenn Sie sich angespannt fühlen, versuchen Sie sich bewusst zu entspannen, z. B. mit einem erlernten Entspannungsverfahren wie Muskelentspannung nach Jacobson, Yoga, Feldenkrais, Tai Chi oder Chi Gong.

Persönliche Einstellung

Wenn Sie an Ihre Grenzen gelangen, setzen Sie sich Prioritäten. Machen Sie sich einen schriftlichen Plan, um Ihre Zeit optimal zu nutzen und für sich auch Erholungszeit einzuplanen.

Setzen Sie sich bewusst realistische Ziele. Erlernen Sie Selbstmanagement-Fertigkeiten (Selbstbeobachtung, Zielklärung und Zielsetzung, Selbstbestärkung und Selbstkontrolle). Diese können Sie in einer Psychotherapie oder eigenständig mit Hilfe eines Selbsthilfe-Manual erlernen.

Beispiel 7: Im frühen Stadium eines Burnouts haben Vorgesetzte und Arbeitgeber gute Chancen, den Abwärtstrend eines Burnouts zu stoppen

Bei Burnout sind Arbeitgeber und Arbeitnehmer gefordert

Im frühen Stadium eines Burnouts haben Vorgesetzte gute Chancen, die Abwärtsspirale von Überbelastung und Stress zu stoppen. Am besten ist es jedoch, es gar nicht erst soweit kommen zu lassen. Nicht zuletzt aufgrund steigender Fehlzeiten und Milliardenkosten realisieren immer mehr Unternehmen, dass sie ihre Mitarbeiter nicht nur fördern und fordern, sondern auch schützen müssen, zum Teil auch vor sich selber.

Die "Burnout-Prophylaxe" darf sich denn auch nicht auf die Arbeitgeber beschränken, auch die Mitarbeitenden selbst müssen Vorsorge treffen. Gerade die Ehrgeizigen, die Leistungsbereiten und die Perfektionisten sind es, die die Grenzen zur Belastung so sehr verschieben, dass sie "ausbrennen".

Was Arbeitgeber tun können:

- Burnout, Erschöpfung und psychische Belastung enttabuisieren und zu einem Teil des betriebliches Arbeitsschutzes machen
- Individuelle Belastungsgrenzen der einzelnen Mitarbeiter kennen
- Realistische Zielsetzungen vorgeben
- Mehrarbeit des Arbeitnehmers prüfen: Ist sie wirklich notwendig?
- Arbeitsorganisation und Zuständigkeiten prüfen und wenn notwendig anpassen
- Arbeitnehmern Freiräume gewähren
- Erreichbarkeit der Mitarbeiter einschränken
- Arbeitszeiten flexibel, sozialverträglich und familienfreundlich gestalten
- Arbeitnehmer anhand ihrer Qualifikationen und ihres Könnens einsetzen
- Perspektiven für die persönliche Entwicklung der Arbeitnehmer aufzeigen

- Mitarbeiter-Gesundheit fördern (Fitness, Coaching, Stressbewältigung)
- Persönliche Wertschätzung zeigen
- Gutes Betriebsklima, in dem auch Platz ist für Spass und Humor
- Gesprächsbereitschaft zeigen

Was Arbeitnehmer tun können:

- Eigenes Verhalten und Empfindungen immer wieder hinterfragen
- Prioritäten setzen, Berufsalltag strukturieren, Zeitmanagement überprüfen
- Realistische Ziele setzen, nicht mit unrealistischen Erwartungen arbeiten
- Probleme ansprechen
- Konzentration auf eine Aufgabe, Multitasking hebt den Stresspegel
- Sich auch im Arbeitsalltag Phasen der Entspannung gönnen
- Im privaten Bereich mit Familie und Freunden Ausgleich zum Berufsleben schaffen
- Keine dauernde Erreichbarkeit über Smartphone oder E-Mail

Ausprobieren, was einem über den Berufsalltag hinaus sehen lässt - Karriereplanung, Lebensplanung - wo will ich hin? Was ist mir wichtig und wertvoll?

Ein Burnout kann jede und jeden treffen. Firmen wie auch ihre Mitarbeiter müssen das Problem präventiv angehen und allfällige Symptome ernst nehmen.

Beispiel 8: Wie kann man Burnout mit Vitamin B12 heilen?

Vitamine helfen bei Burnout

B-Vitamine

Die ausreichende Versorgung mit den B-Vitaminen Folsäure, B6 und B12 hat zahlreiche positive Effekte bei Burnout. Deshalb gilt eine gezielte Einnahme sowohl vorbeugend, als auch unterstützend im Rahmen einer Burnout-Therapie.

Diese Vitamine spielen eine große Rolle für das Nervensystem. Sie sind unter anderem verantwortlich für die Produktion der Nervenbotenstoffe wie

Serotonin - der Botenstoff für Ruhe und Ausgeglichenheit und

Melatonin - der Botenstoff für Tag-Nacht-Rhythmus

Zudem sorgen die Vitamine für eine einwandfreie Beschaffenheit der Myelinscheide. Die Myelinscheide ist eine Schicht, die sich wie ein Schutzmantel um die Nervenfaser legt. Dadurch wird eine zu schnelle Erregungsleitung verhindert, was sich positiv auf nervöse Unruhezustände auswirkt.

Das B-Vitamin-Trio hat außerdem die Aufgabe, das schädliche Stoffwechselprodukt Homocystein in andere, für den Körper nützliche Stoffe umzuwandeln. Homocystein stört die Bildung der Nervenbotenstoffe. Durch einen niedrigen Homocystein-Blutspiegel - sozusagen das Arbeitsergebnis der B-Vitamine - läuft ihre Synthese ungestört ab und die Nervenbotenstoffe können in ausreichender Menge gebildet werden.

Vitamin D

Vitamin D unterstützt die Aufnahme und Verwertung von Calcium, wodurch ein ausgeglichener Calcium-Gehalt im Körper aufrechterhalten wird. Das spielt eine große Rolle für das Nervensystem, da Calcium bei der Übertragung von Informationen zwischen den Nervenzellen mitwirkt.

Der Zusammenhang von Vitamin-D-Mangel und Burnout wird beispielsweise im Falle der sogenannten Winter-Depression deutlich. Der Grund: Vitamin D3 wird zu 80 – 90 % durch Sonneneinstrahlung auf die Haut gebildet. In der dunkleren Jahreszeit fällt die Produktion naturgegebener Maßen geringer aus.

Aber auch in den Sommermonaten sind viele Menschen mit dem Vitamin unterversorgt, wenn sie sich tagsüber - insbesondere zur Mittagszeit - überwiegend in geschlossenen Räumen aufhalten.

Vitaminmangel vorbeugen

Mit zunehmendem Alter schafft es der Körper leider immer weniger, Mikronährstoffe aufzunehmen und zu verwerten oder - im Falle von Vitamin D3 – zu bilden. Dadurch können sich Mangelerscheinungen entwickeln, die mit seelischen und körperlichen Beschwerden -bis hin zum Burnout-Syndrom- einhergehen. Von daher ist es sinnvoll, wenn Sie Ihre Ernährung gezielt mit den B-Vitaminen Folsäure (B9), B6 und B12 sowie Vitamin D3 ergänzen.

Folgende Symptome können bei einem Mangel an B-Vitaminen und Vitamin D3 auftreten:

Folsäure-Mangel

- erhöhter Homocystein-Blutspiegel (über 10 µmol/L)
- erhöhte Infektanfälligkeit
- Kraftlosigkeit
- eingeschränkte Gedächtnisleistung
- depressive Verstimmung
- Veränderung der Zungen- und Mundschleimhaut
- verringertes Hungergefühl, Verdauungsstörungen
- Hautentzündungen im Gesicht
- Haarverlust
- Kribbeln oder Taubheitsgefühl in den Extremitäten

Vitamin B6-Mangel

- erhöhter Homocystein-Blutspiegel (über 10 µmol/L)
- Konzentrationsstörungen
- Gereiztheit
- Erkrankungen des Nervensystems
- Krämpfe und Muskelschwäche
- depressive Verstimmungen
- verringerte Immunabwehr
- Haarverlust
- Haut- und Schleimhautentzündungen

Vitamin B12-Mangel

- erhöhter Homocystein-Blutspiegel (über 10 µmol/L)
- erhöhte Infektanfälligkeit
- Einschränkung der Gedächtnisleistung
- Konzentrationsschwäche
- Gereiztheit
- geringere Stressstabilität
- verminderte Leistungsfähigkeit
- Erschöpfung, Ermüdung

- verringertes Hungergefühl, Verdauungsstörungen
- Kribbeln oder Taubheitsgefühl in den Extremitäten
- gestörte Blutbildung
- Blässe, Kurzatmigkeit

Vitamin D3-Mangel

- Knochenerweichung, erhöhtes Frakturrisiko, Osteoporose
- erhöhte Infektanfälligkeit
- verminderte Antriebskraft
- Kraftlosigkeit, Reizbarkeit, Müdigkeit
- depressive Verstimmungen
- Konzentrationsschwäche
- Unruhezustände und Schlafstörungen
- Muskelschwäche (auch Herzmuskelschwäche)

Vorkommen der Vitamine

- Folsäure: Leber, Blattsalate, Brokkoli, Spinat, Grünkohl, Hülsenfrüchte, Tomaten, Weizenkeime, Hefe, Nüsse, Eier
- Vitamin B6: Fleisch, Fisch, Käse, Milch, Vollkornprodukte
- Vitamin B12: ausschließlich in tierischen Lebensmitteln wie Fleisch, Fisch und - in geringerem Maße - Milch und Eier

Beispiel 9: Schluß mit Schlappsein, Müdigkeit, Erschöpfung

Begriffe wie Burnout fallen seit Jahren immer häufiger. Die Ursachen für Erschöpfung sind vielfältig, die konventionelle Medizin allerdings behilft sich in den meisten Fällen mit der Verschreibung von Medikamenten, die zwar symptomatisch helfen, das Übel aber nicht an der Wurzel packen. Verschiedene alternative Lösungsansätze haben sich jedoch genau dies zur Aufgabe gemacht: Sie sollen hier kurz vorgestellt werden.

Die Lichttherapie beruht auf der Tatsache, dass der menschliche Körper nur dann funktionieren kann, wenn er einer ausreichende Menge von Licht ausgesetzt ist.

Es gilt als erwiesen, dass beispielsweise UV-B-Licht die Nährstaffaufnahme von Kalzium, Kohlenhydraten und Phosphor beeinflusst vor allem aber für die

Synthese von Vitamin B nötig ist und somit bei einem Lichtmangel entsprechende Defizite in der Versorgung mit diesen Stoffen auftreten können, wodurch in der letzten Konsequenz ein Erschöpfungszustand eintritt. Dass neben dem Körper auch die menschliche Psyche Licht benötigt, beweisen die vielen Erfolge von Lichttherapien beispielsweise bei depressiven Patienten.

Ein weiterer Ansatz ist die Therapie auf der Basis von elektrischen Schwingungen und Vibrationen. Da der Mensch selbst elektromagnetische Energien sowohl aufnimmt als auch selbst produziert (wie zum Beispiel die Hirnströme) können Ungleichmäßigkeiten und Fremdschwingungen wie etwa Smog dieses System aus dem Gleichgewicht bringen und dem Organismus so letztlich die Energie rauben, die er andernfalls gewinnen würde Dies kann bis hin zur Sauerstoffarmut in Muskeln führen. In solchen Fällen kann es helfen, den Körper entsprechenden Energiefeldern auszusetzen.

Von ähnlichen Energiekreisläufen gehen auch Behandlungsansätze wie Akupunktur, Reiki und verschiedene Massageformen aus Sie wollen einen ins Ungleichgewicht oder ins Stocken geratenen Energiefluss, die so genannten Meridiane, durch Stimulationen wie Nadeln, Druck oder auch Magnete an bestimmten Knotenpunkten regulieren, so dass der Energiefluss wieder ungehemmt stattfinden kann. Die anschließend wieder frei fließenden Energien beleben folglich auch den Menschen und beheben seine Erschöpfung.

Zuletzt existieren auch mehrere Ansätze chemischeren bzw. biologischeren Charakters. So kann eine andauernde Müdigkeit auch auf Nährstoffmängel zurückzuführen sein Diese können durch eine Fehlernährung ebenso entstehen wie durch eine Übersäuerung, die die Enzymtätigkeit beeinträchtigt. Auch Giftstoffe oder die Stoffwechselprodukte von Parasiten haben ähnliche Auswirkungen. Zuletzt liegen nicht selten auch psychische Blockaden den körperlichen Symptomen zugrunde. Eine ganze Reihe verschiedener Behandlungsmöglichkeiten ermöglichen die Behandlung dieser Probleme und somit die Rückkehr zu einem "gesunden" Leben.

Literaturverzeichnis

Bergner, T. (kein Datum). *Burnout Prävention.* 2015: Schaltauer Verlag.

Claudia Fiedler, I. G. (kein Datum). *Burnout: Erprobte Wege aus der Falle.* 2010: C.H.Beck Verlag.

Croos-Müller, C. (2011). *Kopf hoch - das kleine Überlebensbuch: Soforthilfe bei Stress, Ärger und anderen Durchhängen.* Kösel Verlag.

Gapp-Bautz, S. (2016). *Depression und Burnout überwinden: Ihr roter Faden aus der Krise.* VAK Verlag.

Goiwey, D. (2015). *Stress für immer besiegen.* Windpferd Verlag.

Hope, H.-P. (2014). *Der effektive Weg aus Krankheit, Krise und Konflikt.* Rowohlt Verlag.

Kaluza, G. (2012). *Gelassen und sicher im Stress: Das Stresskompetenz-Buch, Stress erkennen, verstehen, bewältigen.* Springer Verlag.

Kellmann, R. (2018). *Glück beginnt im Darm: Wie Sie mit der richtigen Ernährung Depressionen, Ängste und mentale Erschöpfung erfolgreich behandeln können.* Riva Verlag.

Markus Heinrich, T. S. (2015). *Stress und Stressbewältigung.* Hogefe Verlag.

Nicola Jane Hebbs, P. F. (2019). *Mein Neustart mit Yoga.* Südwest Verlag.

Peter Franz Kowiak, A. F. (kein Datum). *Stress und Stressbewältigung, Leitbegriffe der Gesundheitsförderung.* 2018 aktuelle Version.

Prieß, M. (2013). *Burnout kommt nicht nur von Stress: Woran wir wirklich ausbrennen und wie wir zu uns selbst zurückfinden.* Südwest Verlag.

Schmiedel, V. (20101). *Burnout - Wenn Arbeit, Altag und Familie erschöpfen: Welche körperlichen Untersuchungen Ihnen jetzt weiterhelfen. Wie Sie aus der Stressspirale aussteigen.* Trins Verlag.

Schreiber, D. S. (2006). *Die neue Medizin der Emotionen: Stress, Angst, Depression - Gesund werden ohne Medikamente.* Goldmann Verlag.

Sieger, C. (2017). *Dein Weg aus Stress und Burnout hinaus zurück in die Freiheit.* Epubli Verlag.

Strunz, U. (2012). *Laufend Gesund: So mobilisieren Sie die heilende Kraft des Körpers.* Heyne Verlag.

Uerdi, S. G. (2011). *Depression ist heilbar: Das Sechs-Schritte-Programm ohne Medikamente.* Kailash Verlag.